한의학, 보약을 말하다

이론과 활용의 비밀

한의학총서 2

한의학, 보약을 말하다: 이론과 활용의 비밀
Korean Traditional Medicine, Talks on Herbal Supplementary Drug: Key to the Theory and Practice

지은이	김광중 · 하근호
펴낸이	오정혜
펴낸곳	예문서원
편 집	손혜영
인 쇄	상지사
제 책	상지사
초판 1쇄	2011년 3월 2일
주 소	서울시 성북구 안암동4가 41-10 건양빌딩 4층
출판등록	1993. 1. 7 제6-0130호
전화번호	925-5913~4 · 929-2284/팩시밀리 929-2285
Homepage	http//www.yemoon.com
E-mail	yemoonsw@empal.com

ISBN 978-89-7646-266-4 03510

© *Kwang-Joong, Kim & Keun-Ho, Ha 2011 Printed in Seoul, Korea*

YEMOONSEOWON #4Gun-yangB.D. 41-10 Anamdong 4-Ga, Seongbuk-Gu Seoul KOREA 136-074
Tel) 02-925-5914, 02-929-2284 Fax) 02-929-2285

값 15,000원

※ 책 내용에 대한 문의: 인터넷 daum카페 "탁타"

한의학총서 2

한의학, 보약을 말하다

이론과 활용의 비밀

김광중 · 하근호 지음

예문서원

책을 펴내며

이 책은 한의학·한방의 보약에 대한 이야기를 담고 있다. 한의학과 한방의료는 오랜 역사 속에서 지금까지 동아시아 사람들의 삶과 문화를 구성하는 큰 줄기 중 하나였다. 아시아의 근대화 과정에서 특히 한국 사회의 근대화 과정은 서구 중심의 가치체계와 지식체계를 기반으로 형성되어 온바, 삶과 문화의 많은 부분이 서구 중심적 구조로 변화되었다. 하지만 근대화 과정에서 한의학·한방의료도 전통의 계승이라는 측면에 머무르지 않고 자신을 계발해 냄으로써 현재적 의미들을 획득해 나가는 과정에 있다.

우리나라 의료문화에 있어 보약의 의미는 이러한 사정을 반영하고 있다. 일반적으로 한의학 또는 한방이라고 했을 때 사람들은 한의학이 가진 치료행위로서의 의료醫療와 일상적인 건강관리로서의 양생養生을 구분하지 않고 '보약'이란 표현을 통해 양생적, 건강관리적 측면과 치료적 의료행위를 함께 생각한다. 이러한 모습은 대학에서 한의학을 전공하는 학생들의 태도에서도 유사한 인식과 패턴을 보이는데, '보약'과 '양생' '치료' 사이에 존재하는 한의학적 이론이 지닌 맥락과 특성을 이해하고 이론과 임상의 상호 연관을 전체적이고 구체적으로 이해하는 것에 어려움을 느끼는 것을 보았다.

한의학에서의 보약은 허증虛證(음양 기혈이 허한 증)에 상응하는 본초약물을 의미한다. 하지만 현대의 한국 사람들에게 있어서 보약은 건강과 약에 대한 문화적 담론 속에 위치한다. 즉 우리나라 사람들의 양생관과 질병관에 대한 오랜 세월동안 몸에 밴 한의학적 인식을 드러내는 사회문화적 개념으로 사용되고 있다. 우리는 일상생활 속에서 '밥이 보약'이라든지 '잠이 보약'이라는 문구와 더불어 현대에 와서는 운동을 통해 몸을 관리함으로써 장수를 넘어선 '건강백세'의 소망을 쉽게 접하게 된다. 이것은 밥, 잠, 운동 등의 개인적 섭생과 관련된 영역이 그 사회의 평균적 삶의 질과 연관되어 인간의 삶을 둘러싼 자연환경 및 사회적 변화에 상응하는 특정한 담론으로 형성되는 것이다. 한국 사회의 급속한 변화, 예를 들어 컴퓨터 사용자의 급증, 청소년의 장시간 학습, 자동차의 대중화, 아파트 등의 주거환경의 변화 등이 개인의 섭생과 더불어 사회적 건강의 중요한 환경으로 제공되고 있다. 이러한 현대사회의 변화에 발맞추어 사회적 담론의 형성 과정에 한의학·한방의료를 구성하는 전문가 집단의 지식체계에 대한 토론과 한의학·한방의료와 관련된 담론들에 한의학적 접근 방법을 새롭게 제공하는 것이 의미 있는 일로 다가왔다.

따라서 이 책은 크게 세 부분으로 나뉘어 있다.

제1부는 보약에 대한 입론 설정이다. 한의학의 정통적인 원리론과 방법론은 어떤 맥락을 가지고 있고 범주와 개념, 구조와 구성은 어떠한지를 살펴보았다. 먼저 기초이론에서는 한의학의 원리론과 방법론의

기반에는 도학적 전통의 맥락이 있음을 밝히고 있다. 한의학이 구성하는 세계는 감각되는 실제세계의 반영이 아니라 실제세계가 담지하는 자연적 실재의 세계이며, 도는 실재하는 이치가 있고 이것이 드러나는 기氣적 실제에 의해 실현되는 진리를 의미하는 것이다. 이러한 지적 풍토에서 한의학이론은 당연히 이치를 궁구하고 변화하는 다양한 상황에 대처하는 원리 · 구조 · 방법이 역사적으로 축적되어 온 과정을 담고 있다.

다음으로 응용이론에서는 한의학의 원리론과 방법론의 중심을 이루는 이론들을 구조와 구성으로 나누어 살펴보았다. 한의학의 제 설說 · 이론들은 도, 음양, 오행이라는 기초이론을 바탕으로 다양한 응용이론을 배태하였다. 이러한 응용이론들은 유 · 불 · 도 · 선의 여러 설과 이론들을 합류, 융합, 배제하는 과정을 통해 다양한 모습으로 구성되어 한의학의 이론 · 임상의 원리론과 방법론으로 되었음을 살펴봄으로써 한의학의 기본 이론들이 어떻게 응용되어 사용되며 이론적 연관을 이루는지에 대한 이해를 높이고자 하였다.

제2부는 치방편으로 먼저 한의학의 정통적 진단 · 치법의 원리가 무엇인지를 밝히고 있다. 즉 환자의 병에 대한 판단과 치료 방침의 결정은 상황적인 것이고 맥락적으로 구성된 것이다. 환자가 의사에게 제공하는 병의 내용은 단지 환자의 상태를 보여 주는 것이며, 의사의 역할은 환자의 기의 상태에서 출발하여 망望 · 문聞 · 문問 · 절切의 방법을

사용하여 환자의 병에 대한 맥락적 상황을 인식하여 구성하는 것으로 이해한다. 다음으로 한의학이 지닌 양생의학과 치료의학의 의미에서 그 경계에 있는 보약의 의미가 잘 발휘될 수 있게끔 처방을 구성하기 위해, 환자의 상황에 맞는 약재와 처방의 선택을 위해 어떤 원칙과 입장을 가질 것인가에 대해 구체적으로 살펴보았다.

제3부는 임상편으로 환자의 맥락적 상황과 상태를 진단하고 치법을 설정하고 처방을 구성하는 실제적인 과정을 '보약 처방하기'를 중심으로 임상의 다양한 요소를 반영하여 설명하고 있다.

한의학의 지난 역사를 되돌아보면 유구한 역사를 지닌 동양학의 지식체계를 기초로 하여 각 시대와 사회라는 특정한 공간에서 이론과 임상적 해석이 변화하고 경합해 왔음을 알 수 있다. 한의학·한방의료는 현재 한국에서 살아가고 있는 사람들의 몸과 마음·사유를 근거로 하여 의료행위가 이루어진다는 점에서 보약 담론을 한의학적으로 범주화하고 개념화하는 것이 매우 중요한 의미를 갖는다고 생각한다.

따라서 '보약에 대한 입론·치방의 설정은 어떠한 원리와 방법에 입각해야 하고 어떤 내용을 담을 수 있을까?' 고민하였다. 한의학은 서양의 학문과 달리 개념 중심이 아니라 의미 중심의 체계로 되어 있다. 이 책은 이러한 동아시아 학문 전통에 따라 정통적인 원리와 방법에 의거하였다. 한의학의 정통적인 원리론과 방법론을 임상과 연계하는

데 있어서 나 자신은 보약을 지으러 온 환자들을 어떻게 살피고 진단하고 치법, 치방, 양생의 방법을 구성하는지 되돌아보았다. 이 과정에서 학생들과 임상하는 방법에 대해 공부하는 기회가 주어졌고 '보약'을 주제로 공부하고 토론하면서 이 책의 얼개들을 세우기 시작하였으며, 방제학회 대구지부의 회원들과 유형, 무형의 임상적 소견들이 더해지면서 책의 형태와 모양이 갖추어지게 되었다.

이러한 과정을 통해 내가 이 책의 독자로 상상한 사람들은 한의학의 원리와 임상이 어떻게 연결되며 보약이 한방 치료에서 어떤 맥락 안에 있는지 알고자 하는 한의학을 공부하는 학생들과 한의학의 원리와 방법들을 어떻게 임상 속에서 실현할지 고민하는 한의사들이다. 아울러 동양철학의 현실적 실천을 고민하는 제현들에게 철학적 사유·방법이 어떻게 현실 속에서 실현되고 있는지를 보여 주고 싶다.

이 책이 한의학의 임상과 이론의 제 측면에서 하나의 문제의식을 제공하는 계기가 되어 임상 각 부문에서 좀 더 정밀하고 심화된 논의와 토론들이 활성화되길 기대한다.

2011년 2월

김광중·하근호 씀

☯ 차례

··· 제2부 치방편 ···

1장. 진단 · 치법의 원리

2장. 진단·치법의 실제

… 제3부 임상편 …

1장. 보약 진단 실습용 차트

2장. 차트에 따른 진단과 치방

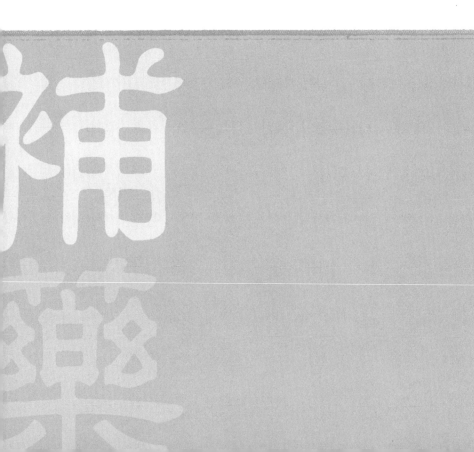

제1부 입론편

한의학의 학문적 전통은 도학적 전통에 기반해 있고 도학은 인간과 인간의 삶에 대한 이해로부터 출발한다. 이에 따라 한의학의 양생관과 질병관도 인간과 인간의 삶에 대한 전반적이고 맥락적인 이해에 바탕을 두게 된다. 즉 한의학은 인간에 대해 생명을 지닌 몸,[1] 마음,[2] 영격[3]으로 구성된 총체로서의 개별임과 동시에 가족과 공동체의 구성으로, 천지天地의 자연과 교통하고 그 사회가 영위해 온 경제·정치·문화·역사적 맥락을 담지하는 주체로서 이해한다.

또한 인간 일반에 대해서는 자신의 존재를 영속적으로 유지하고 계발하는 기나긴 역사 과정의 맥락적 연관 속에 있는 것으로 이해하고 개별로서의 인간에 대해서는 생명·몸·마음의 유지가 하나의 주기에 한정된 삶의 기간을 갖는 것[4]으로 이해한다. 즉 자연계의 계절이 춘하추동으로 변화하는 것처럼 사람이 태어나서 성장하고 번식하고 늙고 죽음을 맞이하는 생生·장長·수收·장藏의 흐름이 개체로서의 인간에게는 하나의 과정 안에서 완결되지만 인간 일반에서는 영속적으로 순환·반복하고 있다고 이해한다. 이것을 인간과 인간 삶의 자연스런 모습으로 간주하는 것이다.

그러므로 한의학이 추구하는 인간의 이상적인 모습의 설정은 이러한 인간과 인간 삶에 대한 성찰로부터 자신들이 지향하는 염원을 담아 중화·중정의 상을 지닌 자연스런 모습인 음양·화평지인에 두게 된다. 한의학이 치료의 의미를 '인간에게 있어 자신을 구성하는 요소와

---

1) 人身 혹은 形身이라고 한다.
2) 心과 神, 四端과 七情이 모두 마음에 속한다.
3) 생명을 靈性의 측면에서 보면 인간은 魂魄을 갖춘 존재이다.
4) 불교나 도교에서는 이러한 차이를 넘어 하나로 통합하고 있다.

연관에 이상이 생기거나 삶의 흐름이 정상적이고 일상적인 상태에서 이탈했을 때 이러한 맥락적 상황을 중화·중정의 자연스런 흐름으로 인위적으로 가져가는 것'으로 이해하는 것은 이 때문이다.

보약(한약 처방의 기본을 이루는 일반 통념상의 범주)의 의미를 범주화하고 개념화하는 데 있어 우리가 주목하고자 하는 것은 한의학의 이상을 잘 실현하기 위해서는 한의학의 정통적 입장에 기초하여 원리론과 방법론을 도출해 내야 한다는 데 있다. 이에 따라 원리론과 방법론을 기초이론과 응용이론으로 나누어 살펴보고자 한다.

1장. 기초이론

한의학의 원리론과 방법론은 동아시아의 학문 전통에 기반한다. 따라서 도학道學을 바탕으로 하여 성립되었다. 한의학의 기초이론들은 이치를 궁구하면서 변화하는 다양한 상황에 적절히 대처하기 위한 원리·구조·방법을 역사적으로 축적해 온 과정에서 체계화된 것이다. 즉 도학적 전통을 기반으로 하는 동아시아 학문의 지적 풍토 속에서 발전해 왔다는 것이다.

그러므로 한의학이 구성하는 인간(삶, 사회)과 세계(우주만물, 사건)에 대한 다양한 이론 정립과 실천 행위들은 모두 도道를 바탕으로 구체화한 것들이다. 음양론陰陽論, 사상론四象論, 오행론五行論(五運論), 삼음삼양론三陰三陽論(六氣論) 등의 방법론은 도를 드러내는 데 그 의미가 있다. 그러므로 우리는 한의학의 원리론과 방법론을 대할 때는 도가 전제되어 있음을 염두에 두고 있어야 한다.

한의학이론의 기초를 이루는 도론道論·음양론·오행론을 살펴보기로 하자.

Ⅰ. 도론

　　동아시아 학문에서 도道란, 실재하는 이치가 있고 이것이 드러나는 기적 실제에 의해 실현되는 진리를 의미한다. 그러므로 도학이 구성하는 세계는 감각되는 실제세계의 반영이 아니라 실제세계가 담지하는 자연적 실재의 세계를 기초로 한다. 즉 도학이란 인간의 삶, 인간과 사회, 우주와 만물의 생성·변화·운동에 근본과 원리가 있다는 전제5)를 인정하는 바탕에서 그 근본과 원리를 규명하고 해석하는 학문의 통칭이다. 춘추시대春秋時代 이래로 '도道'는 동아시아 철학사에 있어 근본적이고 궁극적인 개념으로 되어 이후 한유漢儒로부터 송宋, 명明, 조선(淸代6))과 오늘에 이르기까지 학문의 근간을 이루는 이론이 된다. 여기서는 역대 제가들의 다양한 도론들과 도의 상을 살펴보기로 한다.

1. 도론의 형성

　　도론道論은 춘추·전국시대의 노장학老莊學에서 제기되고 송·명대의 리학理學(心學)에서 심화·발전되고 조선시대의 유학에서 완성·확

---

5) 원리론과 방법론의 바탕에는 '도가 있음'이 전제되어 있다.
6) 청대의 道論은 戴震의 "'氣化流行이 道'이며 陰陽五行도 道'이다'고 주장하여 氣가 변화하여 사물을 형성하는 것이 生生之"라 하여 세계는 氣의 변화가 영원히 정지하지 않는 과정이며 이러한 변화의 과정을 '道'로 이해한 데서 볼 수 있듯이 리(도)가 배제되고 기 중심적으로 이해하려는 경향이 농후하였다. 청대 후기의 '서도동기'적 입장은 이러한 흐름의 결과로 보아야 한다.

장된다. 역대 제가들의 다양한 도론을 살펴보자.

'도道'는 선진시대先秦時代에 철학적 개념으로 처음 등장한다. 즉 도는 천지만물의 기원(우주의 시작)과 변화·발전, 천지만물의 생성과 본원에 대한 탐구와 인식원리로 도를 제기한다.

노자老子의 도론은 "도가 하나를 낳고, 하나가 둘을 낳고, 둘이 셋을 낳고, 셋이 세상만물을 낳았노라. 만물은 음을 등지고 양을 안거니 음양이 서로 어울려 조화를 이루게 되더라"[7]로 정리할 수 있다. 노자가 제기한 도의 개념에 함축된 의미를 살펴보면 노자는 "무無는 천지의 시작이고 유有는 만물의 근원이다", "천하의 만물은 유有에서 생기고 유有는 무無에서 생긴다"고 하였다. 유有가 만물의 근원이라 함은 천지가 만물을 생성한다는 것이고, 유有가 무無에서 생하는 것을 도道로 본 것이다. 노자의 도론에서 도는 혼돈되어 나누어지지 않았지만 천지만물을 생성할 수 있는 것으로 인식하고, 자연의 관점에서 천지만물이 생겨나고 변화하는 것은 모두 '저절로 그러한 것'으로 생각하였다. 또한 그는 '도'는 "함이 없으면서도 하지 않는 것이 없다"(無爲而無不爲)[8]라고 하였는데 '무위無爲'란 목적도 없고 의지도 없고 의식도 없다는 의미이다. 즉, 도는 함이 없지만 천지만물이 도에서 생겨났으므로 하지 않음도 없다는 말이다.

장자莊子의 도론에서 도는 "만물을 낳고 낳는 도道는 생하거나 죽지 않는 것"[9]으로 인식하고 '태일太一'로 표현한다. 즉 도를 허虛이면서

---

7) 『老子』, 제42장, "道生一, 一生二, 二生三, 三生萬物, 萬物負陰而包陽, 冲氣而爲和"(王弼, 임채우 옮김, 『老子』, 예문서원, 2000, 170쪽).

8) "印度의 '카르마요가' 즉 '내적인 자유와 독립성을 유지하는 가운데 바로 자기와 신이나 객관적 사물을 제어함으로써 스스로의 행동과 의무를 완수함'은 老子가 제창한 논지와 합치한다"(H.J. Steorig, 임석진 옮김, 『세계철학사』 상, 분도출판사, 1993, 120쪽).

무無이고 태극太極이며 우주본체로 해석한다. 동시에 주체主體의 정신적 경지로 도론을 전개하였다.

전국戰國 시기에 편찬된 『관자管子』에서는 "노자老子의 도道를 '기氣'로 간주하여 '정기精氣'가 만물을 화생化生한다는 학설을 제기"10)하였다.

『주역周易』, 「계사전繫辭傳」에서는 "한번 음陰하고 한번 양陽하는 것이 도道이다"11)라고 정의하면서 '도'란 음양이 대립 전화하는 것으로서 음양의 대립 전화 과정 속에 체현된다12)고 인식하였다.

또한 『역전易傳』에 의하면 "태극太極은 음양陰陽을 낳고 음양은 천지天地이고 음양은 사상四象을 낳고 사상은 봄·여름·가을·겨울의 사시四時이며 사상은 팔괘八卦를 낳고 팔괘는 만물萬物을 낳는다"13)고 하여 우주형성론에 있어서 '태극'을 '도'라고 인식하기도 하였다.

전국 중기의 황로학파黃老學派는 도의 허무虛無를 강조하였고 천도天道의 법칙적 의미를 부각하였다. 『황제사경黃帝四經』「경법經法」은 "사물이 각각 도와 일치하는 것을 이치理致라 하고 이치가 있는 곳을 도道라 한다. 즉, 이치를 도의 흩어짐(散)으로 보아 도는 만물에 구현되어 있고 도를 이치의 합合"14)으로 인식하여 노자의 객관적인 도를 내재화하여 인간의 정신적 경지, 즉 천인합일天人合一의 경지로 발전시

---

9) 『莊子』, 「內篇·大宗師」第六, "生生者不生 其爲物"(莊子, 안동림 역주, 『莊子』, 현암사, 2002, 195쪽).

10) 『황제내경』의 이론 정립에 많은 영향을 미쳤다(方立天, 이기훈·황지원 옮김, 『문제로 보는 중국철학: 우주본체의 문제』, 예문서원, 1997, 37쪽).

11) 『周易』, 「繫辭傳上」, 제5장, "一陰一陽謂之道."

12) 朱伯崑 외, 김학권 옮김, 『주역산책』(예문서원, 1999), 208쪽.

13) 김석진, 『대산주역강의(3)』(한길사, 2002), 147쪽.

14) 陳鼓應, 최진석 외 옮김, 『주역, 유가의 사상인가, 도가의 사상인가』(예문서원, 1999), 296쪽.

컸다.[15)

전국 말기의 『여씨춘추呂氏春秋』파派의 인식은 태일太一이 천지天地를 생겨나게 하고 천지는 음양陰陽을 생겨나게 하며 음양의 변화는 만물을 생겨나게 한다고 하여 태일 관념을 끌어내어 '도'와 '태일'을 동일한 것으로 보았으며 '도'나 '태일'이 세계만물의 근원이라 보았다.

양한兩漢 시기의 『회남자淮南子』에 의하면 "텅 비어서 아무것도 없는 태시太始를 허확虛廓의 시초로 보고 허확을 시간과 공간의 시초로 본다. 시간과 공간이 있어야 비로소 기氣를 생성할 수 있으며 기는 천지만물을 형성하는 근원이 된다. 즉 허확과 도道는 같은 것이며 기를 천지만물을 형성하는 근원으로 파악하지만 결국은 도가 궁극적인 원인으로 되는 것으로 인식"[16)하였다.

서한西漢 시기의 동중서董仲舒는 고대古代의 인격화된 '천天'과 음양오행론陰陽五行說을 결합하여[17) 신神이 만물을 창조했다는 이론과 오행도식론五行圖式論이 합쳐진 완정完整한 사상체계를 건립하였는데, 이를 '천명天命'이라 한다.

『역위易緯』「건착도乾鑿度」에서는 "'태역太易, 태초太初, 태시太始, 태소太素로 우주의 기운氣運과 형성形成을 설명하는 개념으로 사용하는데 천지가 아직 분리되지 않은 상태를 태역이라 하고, 원기元氣가 처음 생겨나기 시작하는 상태를 태초라 하고, 기氣와 형체가 나타나기 시작한 상태를 태시라 하고, 형체가 변화하여 바탕이 생겨난 상태를 태소太素라 한다. 태소의 상태 이전에는 어둡고 적막하여 형상이 있을 수 없

---

15) 이러한 이해는 莊子의 道 槪念을 계승한 것으로 볼 수 있다.
16) 方立天, 이기훈・황지원 옮김,『문제로 보는 중국철학: 우주본체의 문제』, 51쪽.
17) 도-음양-오행의 연관에 기초한 이론 형성은 동중서로부터 이루어진다.

고 오직 비어 있어 아무것도 없는 것이니 도道의 근원'이 되는 것이다"[18]고 인식하였다.

동한東漢 초기의 왕충王充은 '천지가 기氣를 합하여 사물事物이 생겨난다'고 하여 기를 우주만물 생성의 근본으로 보았으며 생명의 물질적 기초로서 '원기元氣'를 주장하였다. 또한 사람이 생겨나는 물질적 기초로 '정기精氣'를 주장하고 정기精氣 가운데서 더욱 질質이 높은 것으로 '중화中和의 기氣'가 있는데 이것은 음양이기陰陽二氣가 완전히 조화를 이룬 '화기和氣'로서 성인成人의 물질적 기초를 형성하는 것으로 인식하였다.

삼국三國시대의 양천楊泉은 "천天은 원기元氣라고 주장하고 천지를 세운 것은 물(水)이다"[19]고 주장하였다. 당唐나라 시기가 되면 왕충王充의 사상을 계승하여 원기를 세계만물의 통일적 물질기초로 삼은 '원기일원론元氣一元論'이 대두한다.

북송北宋 시기의 소옹邵雍은 한대漢代의 상수학과象數學派를 계승하여 수數로써 우주만물을 해석하였는데 '태극太極은 하나이며 움직이지 않는다. 태극이 둘을 낳으니 둘은 곧 신神이다. 신은 수數를 낳고, 수는 상象을 낳으며, 상은 구체적인 사물事物을 낳는다'고 하여 도를 태극으로 인식하고 태극은 도이기도 하고 심心이기도 한 것으로 인식하였다.

주돈이周敦頤는 『태극도설太極圖說』에서 "무극無極으로부터 태극太極이 되었다. 무극은 형체도 없고 형상도 없는 최고의 실체實體를 말하며, 태극은 가장 큰 통일체統一體이다. 먼저 무극이 있고 난 후에 태극이 있게 되었다. 태극에서부터 음양에 이르며, 태극이 움직이기 시작하

---

18) 方立天, 이기훈·황지원 옮김, 『문제로 보는 중국철학: 우주본체의 문제』, 60쪽.
19) 물의 만물 생성·변화의 기원이나 근원으로 이해하고 있다.

면서 양기陽氣가 나오고 움직임이 극점極點에 이르면 멈추는데 멈춘 후에 음기陰氣가 생겨 나오고, 정지靜止 상태가 극점에 이르면 다시 움직여 한 번 움직이고 한 번 멈춤이 교체하면서 음양이기陰陽二氣가 형성된다"고 보았으며 음양에서 오행五行이 생겨나고 오행이 만물을 생성하고 변화시킨다고 주장하였다.

주돈이의 무극은 『노자』의 무극이고, 태극은 『장자』와 『주역』「계사전」에 처음 보이는 개념으로서 특별한 것이 없음에도 무극과 태극이라는 두 개념을 연결하여 무극을 태극의 앞에 놓고 태극을 천지만물의 근원이 아니라 무극의 첫 번째 파생물로 봄에 의의가 있다. 왜냐하면 남송南宋의 주희朱熹는 '태극太極이 형체도 없고 형상도 없으므로 말로는 표현할 수 없고 실제로 존재하는 하나의 '극極'이 아니므로 무극無極이라고 하였다. 무극을 그 작용에서 표현하면 태극이 된다고 해석하여 태극을 리理로 이해하여 리학체계理學體系를 건립하였다. 그의 리학체계에 의하면 리는 우주만물의 보편법칙이며 리가 기에 앞서서 존재한다[20]고 인식하였다.

조선은 송의 리학과 명의 심학이라는 동아시아의 전통적 도학을 주체적으로 계승하여[21] 리기의 상호관계를 중심으로 유학의 논리와 체계를 심화·확장하였다.

---

20) 方立天, 이기훈·황지원 옮김, 『문제로 보는 중국철학: 우주본체의 문제』, 90쪽.
21) 조선의 '소중화'는 이러한 관점에서 보아야 한다. 자신이 중화라는 것이다. 동아시아의 중심국가로서의 청을 인정하면서도 동아시아의 思想的 정통성이 조선에 있음을 표방한 것이다. 비록 이것이 개혁·개방의 시대적 조류와 맞지 않는 면이 있다고 해서 사대주의로 폄하되어서는 안 될 것이다. 조선말의 의약의 대중화(방약합편)가 가능하고 창의적인 의학이론(사상체질의학) 등이 나올 수 있는 배경에는 동아시아 철학사유의 전통을 계승·발전시키고자 하는 자주적인 흐름이 있었기에 가능했던 것이다. 또한 이것은 중국(청)이나 일본과는 다른 길인 것이다.

2. 도의 相象

한의학에서 모든 존재하는 것은 도이고 도는 리와 기에 의해 현실화된다. 도의 세계는 점과 원으로 표현된다. 점과 원은 전체 세계의 상이다. 원은 그 밖이 없는[22] 전체 세계(우주만물과 인간)를 아우르는 태극의 상이다. 점은 그 안이 없는[23] 전체 세계의 근원이 되는 태극의 상이다. 원은 곧 점이고 점은 곧 원이다. 점과 원의 상을 확대해서 해석하면 원은 거시세계를 점은 미시세계를 의미한다. 거시세계와 미시세계는 전체 세계를 구성하고 그 이치는 하나의 본원에서 유래한다.

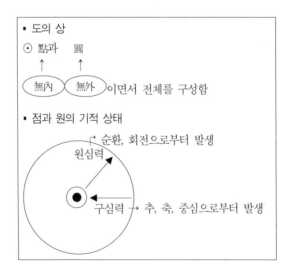

---

22) 이에 대해 惠施는 "지극히 커서 바깥이 없는 것을, 어떤 것으로도 그것을 포함할 수 없는 것을 大一"이라 하였는데, 대일은 무한대를 말한다(方立天, 이기훈·황지원 옮김, 『문제로 보는 중국철학: 우주본체의 문제』, 43쪽).

23) 이에 대해 惠施는 "지극히 작아서 안이 없는 것을, 그 안에 어떤 것도 포함하지 않은 것을 소일"이라 하였는데, 小一은 무한소를 말한다(方立天, 이기훈·황지원 옮김, 『문제로 보는 중국철학: 우주본체의 문제』, 43쪽).

Q 한의학은 실제세계를 어떻게 생각합니까?

감각하는 실제세계는 우리가 경험할 수 있는 세계로서 우리가 세계와 부딪힐 때 만나는 현실적인 세계이다. 자연적 실재의 세계는 그러한 실제세계가 구성되는 진리와 원리의 세계이다. 그러므로 현실적인 실제세계는 자연적 실재세계가 혼합되어[24) 드러난다. 이것이 한의학이 다루는 세계이다. 리기론의 측면에서 보면 기氣와 리理가 어우러진 것의 바탕이 실재세계이고, 기와 리가 어우러진 것이 드러난 것이 실제세계이다. 이것이 드러날 때는 다양한 기적 상태로 드러난다. 눈으로 보이는 객관적인 사실이나 사물이 진실은 아니다. 진실은 단지 구성될 뿐이다. 전체 세계를 구성하는 요소와 연관은 너무나 다양하며 상시적으로 변화하기 때문에 인식은 어떤 수준에서도 고정된 상태를 전제할 수밖에 없다. 그러므로 사건이나 사물에 대한 원리·원칙의 규명이나 해석은 그 시대적 한계를 갖게 되는 것이다.

Q 우리가 한의학의 원리론과 방법론을 다룰 때 도론道論을 염두에 둬야 한다는 것은 무슨 뜻입니까?

도가 있고 그것의 드러남이 있는 것이다. 이치가 있고 이치가 드러나는 것이다. 우리는 드러남에 집착하는 것이 아니라 드러남을 통해서 그것들의 구성을 이해할 수 있어야 하는 것이다. 현실은 구성된 현실이다. 어떻게 구성되어 있는가를 살펴봐야 한다. 모든 사건이나 사물은 맥락적인 상황 속에서 살펴봐야 한다.

Q 이 책 뒤편의 치방편에 나오는 '심병審病'의 내용과 연관된 것으로 볼 수 있습니까?

나중에 그렇게 확장할 수 있다. 심병은 도가 전제된 개념이다. 이 장에

---

24) 하늘을 보자. 하늘이 푸른 것은 맞지만 하늘이 검은 것도 맞다. 하늘이 푸른 것은 빛의 산란이 있었기에 가능한 것이다. 하늘 자체가 푸른 것은 아니다.

서 얘기하고 싶은 것은 한의학의 이론 원칙에는 도가 전제되어야 한다는 것이다. 부분과 연관에 대한 이해는 전체 세계를 전제로 한 것이야 한다는 것이다. 즉, 강하게 얘기하면 도가 있냐 없냐는 것이다. 이것이 존재론하고 도 관계되고 인식론하고도 관계되기 때문에 복잡하다. 실제세계에서 실재 세계로 넘어가는 것은 깨달음의 세계이다. 도를 전제하지 않으면 우리 한 의학은 기술만 남게 된다. 한의학이냐 한의술이냐는 문제와 연관된다. 학 생들이 도론道論을 이해하기 힘든 이유는 학문에 대한 이해가 어릴 때부 터 서양학 위주로 되어져서 동양학이 어렵게 받아들여지는 것이지 공부가 쌓이면 자연스럽게 받아들일 수 있을 것이다.

Q 이 책의 기초 이론으로 가장 먼저 '도론道論'을 얘기하시는 이유는 무엇입니까?

한의학의 기술적이고 임상적인 분야 속에 원리와 방법론이 내재되어 있으며, 이 원리와 방법론 속에는 한의학의 사유원리와 방법이 내재한다 는 것을 말하고 싶었다. 한의학의 사유원리와 방법 속에는 도학道學적 전 통이 있다. 도학을 모르면 한의학을 알 수 없다. 한의학을 얘기하려면 먼 저 도학에 대한 얘기가 있어야 한다. 그걸 얘기하지 않으려 하기 때문에 현재의 한의학이 곤란해지는 것이다. 예를 들어, 아토피라는 병을 보자. 아토피의 원인이 무엇인가에 대해 추론할 때 부분과 연관에만 집중하느냐 전체 세계를 염두에 두고 있느냐 하는 것은 추론의 내용과 방법이 다르다. 아토피의 원인을 태열이라고 추론하는 입장은 그 사람의 선천과 후천을 보고 하는 것이다. 환자라는 부분을 중심으로 부계, 모계 그리고 아이라는 연관 속에서 추론한 것이다. 도론을 염두에 둔다면 아토피의 맥락이 어떻 게 구성되는지를 볼 것이다. 실제로 드러난 것은 환자의 몸이 드러냈지만, 맥락적 상황을 추론해 보면 그 원인은 대기일 수도 있고, 물일 수도 있고, 토양일 수도 있다. 이런 것들이 서로 연관되고 축적되어서 현실세계와 결 부되었을 때 아토피라는 상황으로 드러난다고 추론한다. 이러한 추론의 차이가 사유의 차이다. 기적 상태라는 것이 실제세계의 반영이라고 본다면 당연히 실제세계 속에서만 원인을 찾아서 태열이라고 추론하는 것이다. 한의학의 도학적 전통은 맥락적 상황이 구성한 바를 추론하기 때문에 실제로 드러난 것이 원인일 수도 있지만, 그 외에도 대기가 원인일 수도 있고 물 때문일 수도 있고 토양 때문일 수도 있다. 전체 세계를 염두에 둔 것이다. 즉 환자라는 주체의 삶의 양식과 특성이 생물학적 연관이나 외부 환경(정치·경제·사회·문화)적 연관과 만나서 환자 몸의 이상 상태로 발현된 것으로 추론한다. 즉 맥락적 상황 속에서 원인을 찾는다. 도를 염두에 둘 것을 고려하면 맥락적 상황 속에서 고민할 수 있다. 즉 병의 원인을 총체적으로 파악하기 위해서는 전체가 전제된 부분과 연관을 다양한 한의학적 방법으로 검증하면서 접근해야 한다는 것이다. 우리는 병의 실재를 추론할 수밖에 없는데, 이 추론 방법이 좀 더 정밀해진다면 특정 병에 대한 접근이 훨씬 정교해질 수 있다. 감각되는 실제의 세계가 구성된 실재의 세계임을 이해했으면 좋겠다. 감각되는 실제의 세계는 도와 이치와 기가 구성하는 세계이다. 따라서 병의 실재를 구체적으로 이해하기 위해서는 도론道論, 음양론陰陽論, 오행론五行論, 삼음삼양론三陰三陽論, 역대 의가들의 이론 방법 등을 이용해서 병의 실재가 구성되는 바를 다양하게 추론·해석해 낸다면 병의 진단과 치료 선택이 세밀해지고 정교해질 것이다.

Q 도의 개념이 왜 이리 많고 다양합니까?

역대의 학자들이 도를 생성론적으로도 보았고, 운동변화의 원리로도 보았고, 바탕이 되는 근본성으로도 보았으며, 우주만물의 총체성으로도 보았기 때문이다. 그들은 이러한 도의 다양한 측면들을 어떻게 표현할 것인가를 고민했는데 따라서 도를 상으로도 표현하고, 개념으로도 표현하고, 수로도 표현했다.

Ⅱ. 음양론

도는 근본이면서 전체를 아우르는 실재이지만 언어나 상으로 그 의미를 표현하기 어렵다. 예를 들어, 상象으로 보면 점과 원으로 되어 있어 인식하기에 용이하지 않다. 도를 음양론의 입장에서 해석하면, 인식의 기준이 설정되므로 그 의미를 드러내는 데 용이하다. 이때 음과 양은 상호가 각자 그 인식의 기준이 된다. 결국 음양론陰陽論은 도를 음양의 대립적 연관 속에서 인식하는 원리와 방법이다.

1. 음양론의 형성

음양론陰陽論[25]은 한의학체계의 근본을 이루는 기본 관점이다. 고대 중국의 철학사상으로부터 나온다. 음양陰陽이라는 단어의 의미는 '해를 향해 있으면 양陽이고 해를 등지고 있으면 음陰'[26]이다. 일상적 관념의 표현이다. 음양이 한 쌍의 범주로서 문헌에 처음으로 나타난 것은 '서주西周 말기에 주나라 태사太史 백양부伯陽父가 음양陰陽 이기二氣로 지진地震의 발생을 해석한 것'이 처음이며 자연의 기氣를 설명하는 개념으로 등장하였다. 음양이 사물이나 사건을 설명하는 수단으로 사용되

---

25) 陰陽論의 발전은 초기의 陰陽관념에서 陰陽說로 발전되고 이후에 陰陽論으로 정립된다.
26) 『說文解字』에서는 "陰은 暗也니 水之南 山之北也라 陽은 高明也"(許愼 撰, 段玉裁 注, 『說文解字注』, 上海: 上海古籍出版社, 1988, 731쪽).

고 있다. 음양이 철학적 범주로 등장한 것은 노자老子가 "만물은 음陰을 등지고 양陽을 향해 나아가며 음양의 두 기氣가 서로 부딪쳐 새로운 조화체調和體를 이룬다"[27]고 함으로써 음양으로 만물의 구성을 해석함으로부터이다. 음양론이 도론과 연계되어 체계화되는 과정에는 역전의 영향이 크다. 『주역』「계사전」[28]에서는 "일음일양위지도一陰一陽謂之道"라 한다. '한번 음하고 한번 양하는 것을 도'로 정의한 것이다. 음양을 중심으로 도를 해석하는 입장으로 보면 음양이 우주의 근본원리임을 천명하는 것이다. 즉 우주만물의 생성·변화·소멸·영원의 도리가 음양의 변화에 근거한다는 것이다. 동시에 도는 음양의 운동 속에서 현실화된다는 점을 보여 준다. 이는 변증법적 유물론에서 세계를 '운동하는 물질 자체'로 보아 세상의 모든 것은 운동하며 세상 만물은 물질로 되어 있다는 사유와 유사하다.[29] 음과 양의 대립적 연관을 역易에서와 같이 순음純陰 순양純陽을 전제하면 음과 양은 상호 순차적으로 혹은 교대로 자신을 드러낼 수 있다. 즉, 일과 월같이 독립적인 존재가 하루라는 시간 속에서 짝을 형성하기도 하고, 천과 지가 공간 속에서 짝을 형성하기도 한다. 음양이 철학적 범주로 등장한 이래로 다양한 음양론이 제기되었다. 한의학은 음양론을 받아들이고 확장하여 자신들의 의학이론을 정립하는 데 사용하였다.

---

27) 『老子』, 제42장, "萬物負陰而包陽, 冲氣而爲和."
28) 陰陽論은 주로 易傳의 저자들(계사전과 설괘전의 저자들)이 발전시킨 개념이다. 한의학이 『주역』의 원리를 중요하게 생각하는 이유이다. 추연 등의 음양가들은 오히려 五行論을 중시했다. 이후에 陰陽論은 五行論과 융합되는 경향으로 간다. 이로 인해 철학사조에서의 음양가의 의미는 음양오행을 중시하는 학문 조류로 해석된다.
29) 중의학의 陰陽 해석은 이러한 인식에서 陰陽論을 변증법적 유물론에 입각하여 해석한다.

2. 한의학의 음양론

음양론은 한의학체계의 근본을 이루는 기본 관점이다. 음양론의 발전 과정은 음양관계에 따른 이치가 새로이 규명되고 재해석[30]되는 과정이었다. 따라서 한의학의 음양에 대한 이해는 음양의 상호관계를 설정하는 데 있어 음양의 이치를 중심으로 이론을 체계화하고 있다.

1) 음양의 상호관계

한의학의 음양론에서 음양의 상호관계는 첫째, 음양의 형성에 대해 '양은 음으로부터 나오고 음은 양으로부터 나온다'(陽由陰 陰由陽),[31] '양의 근본에는 음이 있고 음의 근본에는 양이 있다'(陽根於陰 陰根於陽)는 것으로 이해한다. 음양은 일분위이一分爲二의 도의 분화상[32]이므로 음양은 상호 대립의 관계에 있으면서도 서로를 배제할 수 없이 의존한다.[33] 즉, 독립적으로 존재할 수 없다(孤陰不生, 孤陽不長). 그러므로 음

---

30) 예를 들어, 송대 유가(신유학) 이전에는 陰陽論이 유학의 중요한 개념이 아니었다. 즉 『孟子』에는 陰陽說은 없다. 또한 『中庸』에도 陰陽說은 없다.
31) 이에 대해 근대 중의학에서는 陰陽의 순차성을 중시하여 음을 일차적인 것으로 양을 이차적인 것으로 본다. 이는 물질(하부구조)이 일차적이고 정신(상부구축)이 이차적인 것으로 보는 변유적 사유에서 기인한다. 물론 한의학에는 음을 기반(토대)으로 보는 다양한 이론이 실재하지만 도를 기반으로 陰陽 氣의 상호관계를 논하는 과정에서 나온 이론들이지 변유적 사유방식과는 다르다.
32) 음양은 道의 分化相이고 四象은 음양의 분화상이다.
33) 음양의 이러한 짝 개념을 宋代의 程子는 '待對'라 하였다. 대대란 '짝하여 의존함'을 의미한다. 그러므로 대대관계는 '짝하여 의존하는' 관계로 음양 중 어느 하나가 없이는 존재할 수 없다. 중의에서는 이를 중국식의 변증법적 유물론의 관점에서 해석한다. 변유에서는 운동하는 힘은 사물의 내부에 있고 이를 矛盾이라 한다. 즉 모든 사물의 존재양식은 대립물의 통일과 투쟁에 의존한다. 그러므로 모든 사물의 내부에는 모순이라는 대립물이 존재(통일)하고 이들의 대립과 투쟁에 의해 사물이 운동한다는 것이다.

과 양 중 어느 하나라도 없으면 사물을 이루지 못한다.[34]

둘째, 음양의 상호작용에 대해 '양은 음을 기반으로 하며 음은 양으로 해서 작용한다'(陽以陰爲基 陰以陽爲用). '음은 안에 있어 정靜하므로 양의 지킴을 받고, 양은 밖에 있어 동動하므로 음의 역사役使(부림을 받음)가 되는'(陰在內陽之守也 陽在外陰之使也) 것으로 이해한다. 그러므로 음양기의 작용은 '양의 기운은 오르고 음의 기운은 내려가는'(陽升陰降) 것으로 '양의 기운은 펼쳐서 나아가려 하고 음의 기운은 거두어 물러나려'(陽進陰退)[35] 하는 것으로 이해한다. 또한 음양은 사물의 내에서 대대적 연관을 하고 있으므로 '하나의 세력이 줄면 다른 세력이 상대적으로 커지고 하나의 세력이 왕성하면 다른 세력은 상대적으로 줄어드는 것'(陰長則陽消 陰消則陽長)으로 이해한다. 음양론은 이를 세상만물의 자연스런 이치로 본다. 이러한 인식은 한의학의 병리 해석에도 영향을 미치는데 '음승즉陰勝則 양병陽病, 양승즉陽勝則 음병陰病, 양승즉陽勝則 열열熱, 음승즉陰勝則 한寒'으로 된다. 즉, 양의 세력이 왕성하면 음의 세력이 상대적으로 약화되므로 양의 성질에 따라 열이 발생하고, 음이 부족하여 양의 세력이 상대적 커져서 음을 누르게 되면 음이 병들게 되므로 음을 보補하여 양을 견제하는 식으로 음양의 균형을 도모하는 방법이 그것이다.

셋째, 음양의 위상과 역할에 대해 '양이 음의 위에 있음은 다스림이요, 음이 양의 하에 있는 것은 순종이요, 음이 양의 위에 있는 것은 올

---

34) 陰陽備物(모든 사물은 陰陽을 갖추고 있음).
35) 陽進陰退를 陰陽消長의 대대적 관계에서 보면 양의 세력이 왕성하면 음의 세력이 물러나고 음의 세력이 왕성하면 양의 세력이 물러나는 관계로 된다. 또한 예를 들어 상수학에서 양의 수는 커지고 음의 수는 작아지는 것과 三陽에 陽明이 三陰에 厥陰이 배속된 이치가 여기에 연유한다.

라탐이니 역逆'(陽在陰上謂據 陰在陽下謂承 陰在陽上謂乘)으로 이해한다. 음양의 대립적인 차이의 측면이 강조되어 음양 사이의 경계가 분명해 짐으로써 위상과 역할이 고정된다.[36]

2) 음양의 변화 · 순환 양식

음양은 도道의 순환운동[37] 속에 있으므로 음양기의 변화 · 운동은 순환한다. 만물의 변화 · 순환운동에 대해 음양론의 입장은 첫째, 변화에 대하여 음양의 대대적 연관 자체의 고유한 것으로 본다. 여기에는 음양합벽과 강유상추가 있다. 음양합벽陰陽闔闢[38]은 한번 닫히고(闔) 한번 열리는(闢) 것을 변화로 본 것이고, 강유상추剛柔相推는 굳센 기운과 부드러운 기운이 서로 밀어내면서 변화를 발생시키는 것으로 본다.

둘째, 음양의 상호 전화轉化이다. 음양의 변화 · 운동이 진행되면 음양의 상호전화가 일어난다. 여기에는 '양지이음陽至而陰 음지이양陰至而陽'과 '중음필양重陰必陽 중양필음重陽必陰'[39]의 양상이 있다. '양이

---

36) 이는 계급질서를 등급화하는 전국 중기 이후의 陰陽 인식의 예로서 황로도가의 등급질 서에 의한 陰陽 분류는 이러한 인식에 바탕을 둔 것이다. 즉『黃帝四經』의「十六經」과 「稱」에서 "하늘은 陽이고 땅은 陰이며 봄은 陽이고 가을은 陰이며 여름은 陽이고 겨울 은 陰이며 낮은 陽이고 밤은 陰이며, 위는 陽이고 아래는 陰이며"라 하였고 "뭇 議論은 반드시 陰陽으로서 大義를 밝힌다. 하늘은 陽이고 땅은 陰이며, 윗사람은 陽이고 아랫 사람은 陰이며 남자는 陽이고 여자는 陰이며 아들은 陽이면서 陰을 받는다"고 되어 있 다. 陰陽論의 이분법적 성격은 이로부터 유래하며 의학에서도 남자를 양으로 여자를 음 으로 인식하는 바탕에는 이러한 철학사상적 사유가 내재되어 있는 것이다. 후에 계급적 등급질서는 사회조직 내에서 관료조직의 등급으로 질서화되고 장상론에 유입되어 장부 의 상사귀천에 따른 수직적 등급질서로 체계화된다.

37) '道者反之動.'

38)『周易』「說卦傳」에서는 陰陽을 하늘의 도로, 강유를 땅의 도리로, 인의를 사람의 도로 설정한다.

39) '重'은 '거듭 된다'의 의미다. 변유에서는 모든 운동은 양적인 변화를 가지며 양적인 변 화는 질적인 변화를 가져온다(양질전화의 법칙). 양적 변화는 점진적이나 질적인 변화는

지극하면 음이 되고 음이 지극하면 양이 되는' 음양의 상호전화와 '양이 쌓이면 음이 되고 음이 쌓이면 양이 된다'는 상호전화는 음양의 통일체인 도의 운동 과정에서 시간적인 추이[40]나 양적 추이[41]에 따라 상대방으로 전환하게 된다. 즉 종즉유시終則有始(시작이 있으면 마침이 있고 마침은 곧 또 다른 시작이 된다)와 물극필반物極必反(사물이 극에 다다르면 상대의 성질로 전환[42]한다)의 이치에 따라 양 세력과 음 세력 사이의 변화에 따라 상호 전화한다. 이러한 인식이 병리 해석에 도입되어 '한극위열寒極爲熱 열극위한熱極爲寒, 진한가열眞寒假熱 진열가한眞熱假寒'의 원리가 생겼다.

셋째, 음양의 변화·운동이 순환운동 속에 있다고 본다. '양은 만물을 생하고 음은 만물을 화육化育'(陽生陰長)한다. 음양동정陰陽動靜[43]이니 모든 사물과 사건의 시종하는 순환·변화의 과정에서 양은 낳고 음은 기르니 만물의 성장은 음양의 상호 협조로 성장한다. '양은 일을 벌이고 음은 일을 마무리'(陽生陰藏)한다. 사물의 변화·운동에 시종이 있음이다. 하지만 결국 이러한 변화·순환운동의 양상에 대해 역易의 관점은, 음양합벽하고 강유상추하는 운동의 결과는 궁즉변窮則變이요 변즉통變則通이요 통즉구通則久하니 궁窮−변變−통通−구久의 과정이 끊

급격한 변화를 가지며 곧 새로운 모순이 형성된다고 본다. 하지만 이러한 해석은 眞熱假寒이나 眞寒假熱이 현상의 변화를 의미하지 본질의 변화를 의미하지 않는다는 점에서 해석에 무리가 있다고 본다.

40) 陰陽의 운동은 순환 과정 속에 있기 때문에 시간적 진행(사시의 변화처럼)은 순환의 일정한 지점에서(하지나 동지처럼 양 순환이 종에 다다르면 음 순환이 시작되고, 음 순환이 종에 다다르면 양 순환이 시작된다) 상호 전화한다.

41) 변유의 양질전화의 법칙.

42) 陰陽은 대대로서 한 쌍의 범주이므로, 양이 중첩(쌓이면)되면 음이 되고 음이 중첩(쌓이면)되면 양이 되어 극과 극이 서로 통하게 되는 것이다.

43) 周敦頤, 『太極圖說』, "太極動而生陽, 動極而靜, 靜而生陰, 靜極復動, 一動一靜互爲其根"

임없이 반복·순환하는 운동 속에 있다고 본다.

3) 음양론의 실체적 의미

음양론의 실체적 의미는 공간적으로는 천지음양론으로 시간적으로는 일월음양론과 사시음양론으로 구체화한다.

첫째, 천지음양론天地陰陽論[44])의 의미는 천지가 만물의 생성·변화·운동의 실체적 근거[45])이므로 천지음양을 천복지재天覆地載하여 만물의 생성과 발전, 소멸의 공간적 근거를 해석하는 이론으로 본다. 즉 천지는 음양을 생하고 음양의 변화는 만물을 생하는 것[46])으로 보고 사물의 변화는 천지음양의 기의 운동에 의한 것으로 보아 음양의 기화는 양승음강陽升陰降의 이치로 순환운동을 반복하므로 천지음양의 기운은 상호 순환하는 것[47])으로 이해한다. 천지음양에 대한 공간적 인식은 이후에 사방四方(東西南北)과 육극六極[48])(上下·前後·左右)으로 발전하여 공간의 인식이 확장되며 『황제내경』의 공간에 대한 인식으로 된다.

둘째, 일월음양론日月陰陽論과 사시음양론四時陰陽論의 의의는 일월음양[49])으로부터 하루의 시간적 변화를 이해하고 사시음양으로부터 계

---

44) 『周易』, 咸卦, 「象傳」의 "天地가 交感한다. 天地가 交合하면 만물을 기르는 道가 막힘없이 通하고 天地가 交合하지 못하면 만물을 기르는 道가 막힌다"와 『周易』, 復卦, 「傳」의 "天地萬物이 차고 비며 生長하고 消滅하는 것"은 天地陰陽적 인식이다.

45) 이 책의 '2장. 응용이론 1. 구조론 1) 천지상하구조' 참조.

46) 이를 陰陽의 생성론적 인식이라 한다.

47) 「黃帝內經素問」, 「陰陽應象大論」, "積陽爲天, 積陰爲地. 陰靜陽躁, 陽生陰長, 陽殺陰藏. 陽化氣, 陰成形. 淸陽爲天, 濁陰爲地. 地氣上爲雲, 天氣下爲雨; 雨出地氣, 雲出天氣."

48) 상하·동서·남북의 공간 배치를 이룬다.

49) 『周易』, 復卦, 「象傳」의 "해는 하늘 가운데로 떴다가 서쪽으로 찼다가는 기울고 달은 자 지러진다"는 것은 시간의 推移에 따른 자아의 과정이라는 것이다. 한 걸음 더 나아가 「象傳」은 꽉 찼다가는 텅 비고 생장 소멸하는 과정을 끝없는 순환이라고 이해한다. '먼저

절의 변화·순환의 원리를 이해하여 만물의 생성과 발전, 소멸의 구체적 과정을 시간적 의미로 해석한 데 있다. 먼저 일월음양론은 "음 중에 음이 있고 양 중에 양이 있다고 하니 평단에서 일중까지는 하늘의 양인데 양 중의 양이고, 일중으로부터 황혼에 이르기까지도 하늘의 양이되 양 중의 음이며, 합야로부터 계명에 이르기까지는 하늘의 음인데 음 중의 음이고, 계명에서 평단에 이르기까지는 하늘의 음이되 음 중의 양이다"[50]고 하여 태양과 달의 뜨고 지는 모습에서 공간(天地陰陽)에서 시간(日月陰陽)적 추이가 변화하는 상태를 음양의 사상분화四象分化로 설명한다. 이러한 인식이 장부臟腑 해석에 도입되어 장부의 음양 특성[51]을 드러내는 원리로 응용된다.

다음으로 사시음양四時陰陽[52]은 "생함은 봄의 시생始生하는 기로 인하여 이루어지고, 자라남은 여름의 왕성旺盛한 기로 인하여 이루어지며, 거두어들임은 가을의 숙살肅殺하는 기로 인하여 이루어지고, 저장함은 겨울의 폐장閉藏하는 기로 인하여 이루어지는데, 만일 이 상도常道를 그르치면 천지가 사색四塞되는"[53] 것으로 정리된다. 만물의 생장

甲日 전 삼일의 일을 생각하고 나중에 甲日 후 삼일의 조치를 생각한다'는 것은 사물이 끝나면 다시 새롭게 시작한다는 뜻이다. 이것이 대자연의 운행법칙이다. '끝나면 바로 시작이 있다' '反復하고 亨通하다'는 것은 陽의 굳센 기운이 되돌아오고 陽의 기운이 움직여 순조롭게 운행됨을 설명한다. '반복하는 것에는 일정한 법칙이 있는데 7일이면 다시 회복된다' 이것이 대자연의 운행법칙이다. 이러한 循環論 思想은 日月陰陽적 사유에도 그대로 적용된다.

50) 『黃帝內經素問』, 「金匱眞言論」, "故曰, 陰中有陰, 陽中有陽. 平旦至日中, 天之陽, 陽中之陽也; 日中至黃昏, 天之陽, 陽中之陰也; 合夜至雞鳴, 天之陰, 陰中之陰也; 雞鳴至平旦, 天之陰, 陰中之陽也, 故人亦應之."

51) 『黃帝內經素問』, 「六節藏象論」.

52) 古代의 陰陽家들은 남방을 熱帶로 북방을 寒帶로 看過하고 四季를 方位에다 배속시켰다. 그리하여 여름은 남쪽에 겨울은 북쪽에 봄은 해가 뜨는 동쪽에 가을은 해가 지는 서쪽에 각각 배속시켰다. 그러므로 춘하는 양이고 추동은 음이다. 晝夜 역시 四季의 변화와 마찬가지라 여기고 아침은 봄, 낮은 여름, 저녁은 가을, 밤은 겨울을 축소한 것이라 주장했다.

수장의 변화가 사시음양의 순환 변화에 의한다는 인식을 보여 준다. 이에 따라 사시의 순환변화에 인간이 상응하는 도리를 "사시음양이란 만물의 근본이 되는 것이니, 성인은 춘하에 양을 기르고 추동에 음을 길러서 그 근본을 따르므로 만물과 더불어 생장을 관장하는 관문에서 부침해 나가는"54) 것으로 인식하게 된다. 이는 사계절의 변화에 순응하여 인신人身의 음양을 기르는 양생법의 원리로 된다.

결국 일월음양과 사시음양의 시간에 대한 인식은 이후에 태양의 기울기에 따른 24절기節期에 대한 인식으로 발전했고 달(月)의 영허소식盈虛消息55)에 대한 관찰은 율력律曆에 대한 인식을 가능하게 하였다.

궁금합니다

Q 천지음양론天地陰陽論과 일월음양론日月陰陽論의 관계는 어떻게 봐야 합니까?

천지음양론과 일월음양론을 연관하려는 시도는 『황제내경』의 저작 시기로부터 있었으며 천지음양론과 일월日月・사시음양론四時陰陽論의 결합에 의해 만물의 현실적이고 복잡한 상태를 공간적 시간적으로 구성함으로써 만물의 생성・변화・운동・순환의 실체성을 구체적으로 보여 준다.

---

53) 『黃帝內經素問』, 「陰陽離合論」, "生因春, 長因夏, 收因秋, 藏因冬, 失常則天地四塞."
54) 『黃帝內經素問』, 「四氣調神大論」, "夫四時陰陽者, 萬物之根本也, 所以聖人春夏養陽, 秋冬養陰, 以從其根, 故與萬物沈浮於生長之門."
55) 朱丹溪의 '陽常有餘 陰常不足'의 이론적 근거이기도 하다.

III. 오행론

천지만물에 있어 도가 드러내는 음양의 대립적 상황은 오행의 기적 상태로 드러난다. 즉 오행은 도가 드러내는 음양기의 상태를 다섯으로 분류한 범주적 표현이다. 오행론五行論은 한의학의 이론 형성에 기본 바탕을 이루는 중요한 원리·방법론이다. 여기서는 오행론의 형성과 『황제내경』의 오행이론을 살펴보기로 하자.

1. 오행론의 형성

오행론의 형성은 오행관념이 오행설五行說을 거쳐 오행론으로 발전해 오는 과정에서 정립된 것이다. 오행관념에서 오행五行이란 수화목금토水火木金土[56]를 이른다. '행行'이란 '세상 사람들이 실용으로 사용하는 의미'[57]란 뜻이다. 즉 오행이란 인류가 일상생활에서 응용하는 다섯 가지 물질[58]을 말한다. 이러한 관념들로부터 춘추전국시대에는 오행설을 주장하는 이들이 나오게 된다. 이후 오행설은 육기론六氣論과

---

56) 육부설을 오행설의 기원으로 보는 견해도 있다. 육부설이란 『左傳』 「文公」에 "六府란, 여섯 종류의 물질을 저장하는 곳이다. 즉, 인류가 생존하는데 필요한 물질재료를 개괄하여 분류한 것이다"는 설과 『尙書』 「洪範」에 "水火金木土穀謂之府"라 하였고 穀은 土와 연계 가능함으로 이에서부터 五行이 나왔다는 설을 이른다.

57) 『左傳』, 「襄公」, "天生五材, 民幷用之."

58) 만물을 구성하는 다섯 가지의 물질원소로 파악한 五行說은 五行과 사물의 관계를 물질원소와 구체적인 사물의 관계로 파악한 것이다. 이것은 일종의 원시적인 원소론이다.(方立天, 이기훈·황지원 옮김, 『문제로 보는 중국철학: 우주본체의 문제』, 27~30쪽)

결합하여 오운육기설五運六氣說로 발전하고 음양론과 결합하여 송대에
는 리학파들에 의해 오행이 철학의 한 범주로 된다. 즉, 오행론은 춘추
전국시대에 오행설이 제기되고, 한대에 음양과 오행의 결합이 나타나
고, 송대에 도－음양－오행의 연관을 갖는 철학의 중요한 범주로 되는
과정에서 정립된 이론이다.

1) 오행설

술수術數를 행하는 사람들을 방사方士라 한다. 사마천은 이들을 음
양가陰陽家59)라 불렀다. 이들의 오행설五行說은 『상서尙書』 「홍범洪範」
이나 『예기禮記』 「월령月令」 등에 나온다. 추연騶衍은 음양가의 대표적
인물이다.

먼저, 「홍범」의 오행설을 살펴보자. 「홍범」 구주九疇에서 오행은 '일
왈수一曰水 이왈화二曰火 삼왈목三曰木 사왈금四曰金 오왈토五曰土'이다.
수水는 '만물을 적시니 기름지게 되며 그 기의 운동방향은 아래로 향하
는 것'(水曰潤下)을 의미하며, 화火는 '불이 타오르는 모습이며 그 기의
운동방향은 위로 향하는 것'(火曰炎上)을 의미하며, 목木은 '나무가 곧게
자라나고 가지가 뻗은 모습이며 외기의 작용에 자신을 유지하고 유연
히 순응하는 것'(木曰曲直)을 의미하며, 금金은 '쇠는 다루는 데 따라 자
신을 변화시킨다. 부드러움(생활용구)과 날카로움(전쟁의 도구)의 상반된

---

59) 오행을 중시하는 이들에게 음양가란 명칭이 붙여진 유래에 대해 풍우란은 "司馬談은
    『史記』의 저자 司馬遷의 아버지인데 司馬遷은 『史記』의 終章에서 父親이 쓴 「六家의
    要旨」를 引用하였는데 사마담에 의하면 '陰陽家는 宇宙論者 가운데 一派로서 陰과 陽
    이라는 宇宙의 兩大 原理가 和合과 相互作用에 의해 萬物이 化生된다고 믿는 데서 그
    名稱이 由來한다'고 논한 데서 유래하며 당시의 학문 경향이 그러했음을 보여 주고 있
    다."(馮友蘭, 정인재 옮김, 『중국철학사』, 형설출판사, 1979, 56쪽)고 설명한다.

모습이 모두 갖추어져 있는 것'(金曰從革)을 의미하며, 土는 '밭 갈고 씨 뿌리고 추수하는 모습이다. 삶의 생산적 토대'(土爰稼穡)를 의미하는 것으로 이해한다. 오행을 자연의 기의 성질로 이해하고 그 특성에 따라 의미를 부여함으로써 오행의 연관을 정태적靜態的이 아니라 역동적力動的이며 우주 간에 상호 작용하는 힘[60]으로 이해한다.

이 설은 뒤에 음양가들에 의해 극히 발전되었는데, 이를 천인감응설 天人感應說[61]이라 한다. 천인감응설에 대한 이해는 두 개의 방향으로 되는데, 첫째 목적론적 설명이 있다. '군주의 잘못된 행동은 하늘을 노하게 하여 이 분노로 말미암아 자연계에 재변이 일어난다. 이것은 하늘이 주는 경고'[62]라는 것이다. 둘째 기계론적 설명이 있다. '군주의 악행은 자동적으로 자연의 질서를 어지럽게 하여 기계적으로 괴변怪變이 일어난다. 천지는 하나의 기계와 같이 어느 한 부분이 고장 나면 다른 부분은 자동적으로 영향을 받게 된다'[63]는 것이다.

다음으로 「월령月令」의 오행설을 살펴보자. 「월령」은 오행의 구조가 시·공간적인 면에서 서로 연관되어 있다고 본다. 고대의 음양가들은 남방을 열대熱帶로 북방을 한대寒帶로 간주하고 사계四季를 방위方位에다 배속시켰다. 그리하여 여름은 남쪽에 겨울은 북쪽에 봄은 해가 뜨는 동쪽에 가을은 해가 지는 서쪽에 각각 배속시켰다. 주야晝夜 역시 사계의 변화와 마찬가지라 여기고 아침은 봄, 낮은 여름, 저녁은 가을, 밤은 겨울을 축소한 것[64]으로 이해한다. 방위로부터 오행(五氣)을 연관

---

60) 陰陽論 중에서 상관적 사유양식이 이에 해당한다.
61) 天道가 人事와 상응하는 도리를 가진다는 설이다. 漢代의 董仲舒에 의해 유학적 입장으로 정립되고 한의학의 이론 형성에 많은 영향을 끼쳤다.
62) 馮友蘭, 정인재 역, 『중국철학사』, 185~187쪽.
63) 馮友蘭, 정인재 역, 『중국철학사』, 185~187쪽.

하여 공간과 시간을 연결함으로써 오행의 의미를 확장하였다. 하지만 방위의 관념은 사방으로부터 유래하므로 토기의 설정에 어려움이 있었다. 「월령」의 저자들은 '오기五氣 중 토기土氣만이 고정된 방위方位와 계절季節이 없다. 토기는 오기의 중심이므로 사방四方의 중심에 자리 잡고 있는 것'[65]으로 이해하였다. 「월령」의 저자들은 이와 같이 시간 적으로 그리고 공간적으로 자연현상을 설명하려고 기도企圖하였으며 또 이러한 자연현상이 인간의 행위와도 밀접한 연관을 가진다고 이해 한다.

마지막으로 추연騶衍의 오행설을 살펴보자. 추연[66]은 음양가의 대표적인 인물이다. 오덕五德이 상생상극相生相剋한다는 오덕종시설五德終始說을 주장했다. 오덕의 상생설이란 '사계는 오덕의 상생 과정에 맞추어 발생하여 봄의 목기는 여름의 화기를 낳고(木生火), 여름의 화기는 중앙의 토기를 낳고(火生土), 중앙의 토기는 가을의 금기를 낳고(土生金), 가을의 금기는 겨울의 수기를 낳고(金生水), 겨울의 수기는 다시 봄의 목기를 낳는다(水生木)'는 설을 말하고 오덕의 상극설이란 '왕조의 교체 가 이와 같이 자연의 오덕의 계승과 합치된다고 보아 황제黃帝의 토덕 을 하조夏朝의 목덕이 극복하고(木克土), 하조의 목덕을 상조商朝의 금 덕이 극복하고(金克木), 상조의 금덕을 주조周朝의 화덕이 극복하고(火克金), 화덕은 차례에 따라 수덕에 의해 극복되는데(水克火), 주조 다음의 왕조는 어떤 왕조이던 간에 수덕을 가져 다음에 오는 토덕에 의해 극복(土克水)되어 순환이 계속된다'는 설을 말한다. 이제 오행은 자연뿐만

---

64) 馮友蘭, 정인재 역, 『중국철학사』, 188~189쪽.
65) 馮友蘭, 정인재 역, 『중국철학사』, 188~189쪽.
66) 騶衍은 『황제내경』의 이론 형성에 많은 영향을 끼친 것으로 알려져 있는데, 이는 이들이 먼저 今世를 말하고 위로는 黃帝時代까지 소급하는 경향과도 관련이 있다.

이 아니라 인사(사회와 역사)를 설명하는 원리로 된다.

그 밖에 회남자淮南子 등의 황로도가들에서도 오행설이 제기된다. 회남자의 오행설은 오행의 요소들이 각각 다섯 단계의 부침을 가지는데, 생生(태어남) – 장壯(전성기) – 노老(늙음) – 수囚(고정) – 사死(죽음)의 단계를 가진다. 여기서 전성기에 각각의 과정(행)은 태어나는 것을 생산하고 죽는 것을 정복한다고 이해한다. 이들의 특징은 천도天道를 인사人事에 연역하는 데 있다.

2) 오운론

오행설은 한대 이후 오운론五運論으로 발전하였다. 오운론의 사물에 대한 연관의 인식은 승모乘侮와 승복勝復으로 설명된다. 승모란 상승相乘과 상모相侮를 말한다. 승乘은 상대의 허虛를 틈타 들어가는 것이며, 모侮는 상대를 반대로 극克하는 것이다. 승복勝復의 승勝은 상승相乘이란 뜻이고, 복復은 보복報復을 말한다. 상승相乘은 상극相剋의 관계로 제어하고, 상모相侮는 그 기氣가 불급不及하면 내가 승勝한 곳이 모侮한다. 예를 들면, 목이 토의 모를 받는다. 그 기가 유여有餘하면 내가 승勝하는 것을 제制하고 또 불승不勝하는 것을 모侮한다. 예를 들면, 목木이 토土를 제制하고 금金을 모侮한다. 자연에서의 승복勝復은 예를 들어 장마가 계속되면 기후가 한랭해지는데 이것이 계속되면 반대로 바뀌어 이번에는 청천晴天이 계속되어 기후가 난열해진다. 이러한 원리를 『황제내경』에서는 "승제내乘制乃 항즉해亢則害" 등으로 표현한다.

3) 송대의 오행이론

송대에 이르면 오행은 철학적 범주로 이해된다. 역전易傳의 오행설을 새롭게 해석하여 철학적 의미를 부여한다. 즉 역전의 하도河圖와 낙서洛書로 그려진 점과 선에 의해 형성된 상象을 수비학적數祕學的 원리[67]의 법칙에 따라 의미를 부여한 것이다. 하도의 점과 선으로 이루어진 상의 의미를 오행의 기운이 서로 생하는 순서(相生)로 이해하고 낙서의 점과 선으로 이루어진 상의 의미를 오행의 기운이 서로 이기는 순서(相剋)로 이해한 다음, 이를 형이상학적으로 해석해 냄으로써 리理(太極－道)를 중심으로 기氣의 체계를 음양으로, 그 드러남을 오행으로 하는 체계를 세웠다. 이제 음양과 오행은 서로를 본체本體와 현상現狀으로 하는 체용體用의 관계를 맺게 된다.

2. 『황제내경』의 오행이론

한의학의 오행이론은 음양, 삼재, 사상, 육기(三陰三陽) 등의 제반 이론을 오행의 구조 속에 편재함으로써 한의학의 체계 형성에 기초를 제공하는 이론이 된다. 한의학은 『황제내경』 이래 현대에 이르기까지 오행이론을 발전시켜 왔다. 한의학이론에서 오행이 가지는 의의를 『황제내경』을 중심으로 살펴보면 첫째, 오행을 생성론적으로 해석하고 있다.

---

67) 이 원리는 宋初의 圖書易派가 道教易學의 영향을 받아 『周易』 「繫辭傳」의 '大衍之數'와 天地之數'를 하도 낙서에 연결하고 하도와 낙서를 각기 그림으로 그려 『주역』의 원리를 설명한 데서 유래한다(김상섭, 『易學啓蒙: 朱熹 圖書易의 해설』, 예문서원, 1999).

오행의 순서를 수, 화, 목, 금, 토로 한 것은 오행의 각 행들이 그에 따라서 생겨났다고 여겨지는 순서이다. 천지만물의 생성・변화가 수水로부터 시작됨으로써 물을 태고의 원소로 보는 견해[68]를 보여 준다.

둘째, 오행의 각 행들이 상호 유기적으로 연관되어 있음을 보여 준다. 오행의 순서를 목, 화, 토, 금, 수로 하고 오행의 운용원리를 상생상극으로 한다. 여기서 상생의 순서는 행들이 서로를 생기게 한다고 여겨지는 순서이고, 상극의 순서는 각행이 그것에 선행하는 행을 이긴다고 여겨지는 순서이다. 생성・전화・억제・조절이 이러한 연관 속에서 이루어진다.

셋째, 시간과 공간에 대한 사유를 오행을 중심으로 체계화한다. 사시의 생장수장生長收藏하는 관계를 생장화수장生長化收藏의 관계로, 사방의 분리된 방위체계를 중앙을 중심으로 연결하는 오방으로 구조화한다.

넷째, 삼음삼양과 육기론의 운용체계를 표본중기론標本中氣論을 중심으로 구성함으로써 삼음삼양과 육기를 오행의 상관체계로 구조화하였다.

다섯째, 음양기陰陽氣의 드러나는 상태를 다섯 가지 기의 상태로 분류하여 만물의 기의 상태와 연관에 대해 분류하기[69]를 통해 오행배속五行配屬에 따른 계열로 체계화・도식화한 것이다. 오행귀류五行歸類로 표현되는 이러한 시도는 동기상류同氣相類, 동기상동同氣相同하는 류를

---

68) 『管子』「水地」편의 저자의 견해가 이에 해당한다. 『管子』는 五行을 구성(요소)보다는 생성을 통해 만물을 연결시켰다. 즉 '물은 땅의 피와 기이며 땅은 만물의 본원이고 모든 생명이 있는 것들의 뿌리이다.' '물은 어디에도 존재하며(예를 들어, 금이 물을 생산한다) 생물의 성장은 이것들에 주입되는 물의 양에 의존한다'고 보았다.

69) 동서고금을 막론하고 '분류하기'는 그 사회의 지적 수준에 적합한 방식으로 변화해 왔다.

설정함에 그 본의가 있는 게 아니라[70] 천지만물과 인간을 구성하는 각 부분과 요소들이 다양한 오행의 기적 상태로 드러남을 보여 주는 데 있다.

궁금합니다

Q 도道, 음양陰陽, 오행五行의 기초이론이 한의학에서 어떤 의미를 가지나요?

도, 음양, 오행은 동아시아 철학·사유의 구조와 맥락을 구성하는 기초적인 개념들이다. 동아시아 학문의 전통에서 이론 전개는 경經·주注·소疏의 방법을 통해 역사적으로 축적된 지혜와 경험을 시대적 변화 상황에 맞게 해석하는 방법을 취하고 있다. 한의학의 제 이론과 설들도 이러한 학문의 전통에 따르고 있다. 그러므로 한의학의 이론적 맥락을 잘 이해하기 위해서는 시대의 흐름에 따라 도, 음양, 오행 등의 기초 개념의 해석과 활용에 어떤 변화와 진전이 있었던가를 이해하는 것이 중요하다.

Q 음양론陰陽論과 오행론五行論을 어떤 관계로 보면 될까요?

한대 이후 도와 음양과 오행은 하나의 연속관계를 형성한다. 단정적으로 얘기하면 도道의 분화상이 음양이고 음양의 드러남이 오행이다. 즉 음양은 도를 인식하기 위한 인식의 틀로 되고 오행은 도·음양이 기로 드러나는 상태로 된다. 음양의 기운이 서로 섞여 다양한 기의 상태로 드러나는데, 이를 분류하여 오행으로 기표화한 것이다.

Q 오행五行이라는 것을 어떻게 이해하면 될까요?

만물의 기의 상태는 복잡한 상태로 섞여서 나타나게 되는데 이것을 범주화해서 개념화한 것으로 이해한다. 범주화의 개념이 오행이다. 오행의

---

70) 오행의 귀류배속에 대해 옹호하는 입장과 비판적 입장이 있다.

각행은 기적인 범주이다. 각 범주가 독립적이면서도 범주와 범주가 연관을 맺고 있어서 그것들 사이에는 상생과 상승, 조절과 전환, 확장과 수축, 비약과 소멸이라는 상관관계를 그 속에 내포하고 있는 개념이라고 이해해야 한다. 즉 도를 기적인 상황에서 범주화했다는 차원에서 이해하면 훨씬 더 와 닿을 것이다. 만물을 다섯 가지[71]로 봤다는 것은 만물의 구체성을 이해하는 데 있어 두 가지로 보는 것보다는 훨씬 더 구체성을 가진다고 할 수 있다.

---

71) 數 '五'의 의미는 五가 요소, 연관, 순환을 표현하기에 적합하기 때문이다.

2장. 응용이론

　한의학의 이론 형성과 임상 운용[72]은 체계와 구조의 구성에 있어 서로 다른 층위들이 종횡으로 복잡하게 얽혀있고 시대에 따라 내용과 체계를 달리하면서 발전하였지만, 그 맥락적 흐름을 독자가 받아들이기 쉽게 하기 위하여 한의학의 근간이 되는 응용이론[73]들을 구조와 구성으로 분리[74]하여 그 개념[75]과 논리를 이해하기 쉽게 하였다.

---

72) 한의학은 이론 형성과 임상 운용이 분리되지 않고 상호 연관적이다.
73) 응용이론이란 한의학이 임상을 목적으로 하는 실용학문임을 의미한다.
74) 한의학 이론은 구조와 구성을 분리하지 않고 전체적인 연관 속에서 의미를 드러낸다.
75) 한의학은 서양학문이 개념중심체계인데 반해, 동아시아 학문전통에 따라 의미중심체계로 되어 있다.

I. 구조론[76]

1. 천지天地·상하上下구조

1) 천지·상하구조와 기의 운동

우주만물의 근원과 생성·변화·소멸의 근거로서의 도는 어떻게 현실 속에서 실제화하는가, 현실적 실제는 도의 실재성을 어떻게 담보하고 작용하는가. 이에 대해 천지·음양적 사유체계는 도의 실재성을 천지의 상호관계 속에서 구체적으로 드러내고 있다.

기의 청한 것은 가벼워 올라가서 천이 되고 기의 탁한 것은 무거워 내려가서 지가 된다. 천은 상上에 있고 지는 하下에 있다. 천은 만물을 덮고 지는 만물을 실으니 만물의 생성·변화·소멸은 천지의 조화 속에 있게 된다.

천지가 만물을 낳고 기른다는 의미는 무엇인가? 지기는 음기라 아래로 내려오고(陰降) 천기는 양기라 위로 올라가니(陽升) 천지의 기운이 서로 만나 만물을 낳고 기른다. 역에 지천태괘[77]를 천지가 형통한 상象

---

76) 천지만물의 생성·변화·순환하는 실재적 운동양식을 구조화함.
77) 地天泰卦는 坤上·乾下 즉 地上·天下의 괘의 구조를 이룬다. 교태는 교의 변화와 태의 안온이니 크게 소통됨을 의미한다. 완화의 의미를 지니고 있다. 편안하고 평온함이다. "天地交而 萬物通, 上下交而 其志同"이라 해석한다. 이 괘의 구조는 지기가 상에 있으니 지기는 하강하고(음강) 천기가 하에 있으니 천기는 상승하니(양승) 서로 교통함이 된다. 건괘와 곤괘가 교역하여 지천태괘가 된다. 괘 풀이는 "上은 外가 되고 下는 內가 되니 外陰內陽으로 外柔內剛하니 上下가 서로 협조하여 좋다"로 된다.

으로 천지비괘[78]를 천지가 막힌 상으로 보는 이유이다. 천지의 실재는 이치에서 나오니 이치로 보면 양승음강陽升陰降의 이치에 따라 지가 상에 있고 천이 하에 있는 게 마땅하다. 현실의 실제세계는 천이 상에 있고 지는 하에 있다. 기의 경청한 것이 올라가 쌓이면 천이 되고 중탁한 것이 내려와 쌓이면 지가 되는 것으로 해석한다. 한의학에는 이치로서의 천지와 기로서의 천지를 모두 긍정한다. 그리고 이를 통합하여 하나의 원리로, 방법으로 삼는다. 『황제내경』「음양응상대론陰陽應象大論」에 이러한 입장이 있다. "청양위천, 탁음위지. 지기상위운, 천기하위우, 우출지기, 운출천기. 수위음, 화위양"[79]이라 하였다.

천지는 천상지하天上地下의 상하위上下位의 구조를 갖는다. 이를 통해 우주만물을 천복지재天覆地載한다. 천상지하의 구조는 사람을 중심으로 할 때 실제로 존재하는 공간구조이다. 청양은 천이 되고, 탁음은 지가 된다. 천지의 실제에 음양陰陽·청탁淸濁의 사유를 개입시켜 의미를 부여하였다. 이제 천지는 실제(현실적 모습)와 실재(도의 이치적 모습)가 부합하는, 즉 자연의 도를 담보하고 드러내는 주체로 설정된다. 천지상하天地上下의 실제 위(位)는 천복지재하는 주체로 간주된다. 즉 실체로서의 천과 지가 그 기적 순환관계 속에서 만물의 생성·변화·소멸을 수행하는 기반이 되는 것이다. 우주만물이 생성·변화·소멸한다는 것은 순환사유다. 여기로부터 천지 교감의 순환사유가 형성된다. 우주만물의 생성·변화·소멸이 천지의 작용에 있다고 인식한다. 이제

---

78) 天地否卦는 건상곤하 즉 천상·지하의 괘의 구조를 이룬다. "天地不通 萬物不通 上下不交則 志不同 內柔外剛"이다. 괘의 구조는 천기는 상승하고(양승) 지기는 하강하니(음강) '서로 만나지 아니한다. 불통하니 사색하다'로 된다.

79) 『黃帝內經素問』,「陰陽應象大論」, "淸陽爲天, 濁陰爲地. 地氣上爲雲, 天氣下爲雨; 雨出地氣, 雲出天氣. 水爲陰, 火爲陽."

실제의 천지는 실재를 드러내는 주체로서의 천지이다. 그러므로 여기에서의 천과 지는 역에서의 건곤에 해당하고 본체가 된다. 천지의 교감은 기의 교감으로 드러나기 때문에 본체와 작용주체가 설정된다.

천지교감을 기의 측면에서 보면, 운雲과 우雨는 천기와 지기가 교감·순환하는 작용의 주체이다. 운과 우는 역에서의 리離와 감坎에 해당한다. 작용주체로서의 운은 지기가 상上하는 바다. 우는 천기가 하下하는 바다. 천기와 지기의 교감·순환하는 구체적 작용을 살펴보자.

첫째로 천기에서 나온 우는 왜 하강하는가? 우는 운이 출한 천기로부터 나왔다. 그러므로 우는 천기의 작용실체(주체)이다. 운은 지기의 소산이므로, 지기의 하강하는 이치에 따라 하강한다. 여기서 음양기의 물리적 이치를 보자. 양승·음강이다. 지는 음으로서 지기는 하강한다. 천은 지기의 소산인 운이 출한 기를 품하므로 천의 기적 작용은 지의 물리적 이치에 따라 하강한다.

둘째로 지기에서 나온 운은 왜 상승하는가? 운은 우가 출한 지기로부터 나왔다. 그러므로 운은 지기의 작용실체(주체)이다. 우는 천기의 소산이므로, 천양의 상승하는 이치에 따라 상승한다. 지는 천기의 소산인 우가 출한 기를 품하므로 지의 기적 작용은 천의 물리적 이치에 따라 상승한다. 이로부터 유형실제로서의 천과 지는 새롭게 해석된다.

우주자연의 천과 지는 유형실체이다. 실체는 형기形氣를 갖추고 있다. 천은 청양의 소산이요, 지는 탁음의 소산이다. 운은 상승지기上升之氣가 모여서 형을 이룬 것으로 상승지기는 경청輕淸한 양의 기운이다. 이것들이 쌓이면 천을 이룬다. 우는 하강의 기가 모여서 형을 이룬 것으로 하강지기는 중탁重濁한 음의 기운이다. 이것들이 쌓이면 지를 이룬다. 그러므로 실체를 지닌 천과 지는 청양과 탁음이 모여서 형을 이른 것이다.

운과 우를 체용의 관점에서 보면 운은 체가 지기이고 용은 천기이다. 우는 체가 천기이고 용은 지기이다. 체용은 체가 용이고 용이 체이다. 이는 음양陰陽이 상호 전화함을 의미함과 동시에 체용이 일물一物[80]임을 의미한다. 천기에서 지기가 나오고 지기에서 천기가 나온다. 이로서 천지는 실제와 실재가 하나의 원리 · 방법으로 통일된 체계를 형성하게 되는 것이다.

여기에 오행五行이 개입되면 '수위음水爲陰 화위양火爲陽'의 원리가 성립한다. 수와 화는 오행적 개념이다. 천지 · 음양의 교감 · 순환을 오행적으로 해석할 때 수화는 운과 우의 작용본체로서 천지를 대신하여 상하上下축을 이룬다. 천과 지는 실재이므로 천과 지의 교감하는 기적 작용은 천과 지의 실재성을 대표하는 상징으로 표현된다.

이 상징[81]을 오행五行의 수화에서 가져온 것이다. 즉 수는 지의 상으로 화는 천의 상으로 되어 수화의 교감하는 순환체계로 표현된다. 수는 북방에 속하고 한대가 되어 오행에서 하위체계의 중심이 되고, 화는 남방에 속하고 열대가 되어 오행의 상위체계의 중심이 된다. 북방은 하에 있고 남방은 상에 있다. 하는 지이고 상은 천이다. 지기는 상승하므로 수는 상승하고 천기는 하강하므로 화는 하강한다. 이것이 수승화강水升火降이다.

오행五行도 상하上下축이 기본이다. 이로서 수화는 수승화강하는 순환의 중심으로 된다. 천지 · 음양적 사유를 오행적 사유로 나타내면, 수는 하에 있고 화는 상에 있어 그 기운은 수의 기운은 상승하고 화의

---

80) 天地는 도의 실재이다.
81) 『黃帝內經素問』, 「陰陽應象大論」, "水火者, 陰陽之徵兆也."

기운은 하강한다. 수의 상승하는 기운을 목木이라 하고 화의 하강하는 기운을 금金이라 한다.[82] 이것이 순환·변화하는 음양적 사유의 오행적 인식이다. 즉 천지만물의 모든 실제는 수화의 순환관계 속에서 자신을 생성·유지·발전·소멸하는 자신의 존재성을 영위한다. 오행은 실제생활에서 운용됨이다. 실제생활은 오행의 사유체계 속에서 인식되고 이해된다. 오행은 우주만물의 특성을 규정하고 그들의 상호작용을 통해 음양과 도가 드러나게 되는 구체성의 사유체계다. 모든 존립하는 상황(사물·사건)은 오행의 기적운용체계로 설명되어진다. 즉 오행은 실제하는 사물과 사건을 전제로 성립된다. 그러므로 오행은 이치가 아니라 실제를 통해 실재를 인식하는 사유방법으로 되는 것이다.

이러한 원리·방법을 장부에 적용하면 장부는 인신의 기적 작용주체이므로 심과 폐는 천의 상象이며 우雨로 지기를 출하고, 간과 신은 지의 상象이며 운雲으로 천기를 출한다. 심을 화장으로 천의 위位로 보면 폐는 천기하강을 주하고, 신을 수장으로 지의 위로 보면 간은 지기상승을 주한다. 이를 체용의 관점으로 보면 양기는 상승하고 음기는 하강한다. 지기가 상승하는 것은 양의 작용이고 천기가 하강하는 것은 음의 작용이다. 그러므로 간은 지기地氣가 상승하므로 체體는 음이고 용用은 양이다. 폐는 천기가 하강하므로 체는 양이고 용은 음이다.

---

82) 『黃帝內經素問』, 「陰陽應象大論」, "左右者, 陰陽之道路也."

2) 천지·상하구조의 오운적五運的 운용도식

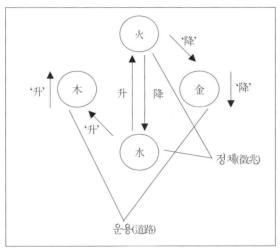

「음양응상대론陰陽應象大論」[83)]을 중심으로

궁금합니다

Q 이 그림을 어떻게 이해하면 되겠습니까?

천지·상하구조가 오운구조 속으로 들어갔을 때 그것이 어떻게 오운적 운용체계로 전환하는가를 언어로 표현한 것이 '음양응상대론'이고, 이것들을 상으로 표현한 것이 이 그림이다. 수화水火는 천지天地·음양陰陽·건곤乾坤·이감離坎의 의미를 담아 사물의 정체整體이면서 상하연관의 주체主體로 되고 금목金木은 범주적 주체이면서 수화승강水火升降의 기적 운용·상태의 표현으로 된다. 천지·상하구조의 이치를 오운적 연관 속에 담고 있다.

---

83) 『黃帝內經素問』, 「陰陽應象大論」, "故曰 天地者, 萬物之上下也; 陰陽者, 血氣之男女也; 左右者, 陰陽之道路也; 水火者, 陰陽之徵兆也; 陰陽者, 萬物之能始也. 故曰 陰在內, 陽之守也; 陽在外, 陰之使也."

2. 형기形氣 · 내외內外구조

1) 형기 · 내외구조와 기의 운동

모든 실체가 있는 천지만물은 형기形氣를 갖추고 있다. "기가 모이면 형을 이루고 형이 흩어지면 기로 돌아간다"(氣聚則形, 形散則氣)는 형기적 사유 관념이 『장자』 「천지天地」에 "원기元氣의 운동이 잠시 멈춰서 만물을 낳고 사물事物이 형성되면서 모양을 갖게 되는데, 이것을 형形이라 한다"[84]는 철학사유체계로 발전한 것이 형기론形氣論이다. 또한 형기론은 『노자老子』의 "질박한 상태의 것(道)이 분산分散되어 기器(萬物)가 된다"[85]고 하는 도기관념으로부터 『주역』에 "일음일양一陰一陽은 형기形器에 구애되지 않는다. 그래서 도道라 한다. 건곤乾坤이 열을 지어 내려오니 모두 역易의 기器다. 형이하자形而下者는 형체形體가 있다. 그래서 형이하자形而下者를 기器라 한다"[86]고 하는 도기설을 거쳐 "형이상形而上의 것을 도道라 하고 형이하形而下의 것을 기器라 한다"[87]는 도기론의 정립 과정에서 그 내용이 풍부해진다.

한의학의 형기론形氣論은 천지天地, 음양陰陽, 형기形氣의 상호관계를 '기氣와 형形'을 중심으로 천지 음양이 교감하여 만물을 낳고 기르는 이치가 '천양天陽의 기氣와 지음地陰의 형形'의 상태로 드러날 때의 형기形氣의 상호관계를 구조와 운동의 측면에서 이론화한 것이다. 즉,

---

84) 陳鼓應, 최진석 외 2인 옮김, 『주역, 유가의 사상인가, 도가의 사상인가』, 46쪽, 『莊子』, 「外篇 · 天地」, 第十二, "留動而生物 物成生理 謂之形"(莊子, 안동림 역주, 『장자』, 321쪽).
85) 陳鼓應, 최진석 외 2인 옮김, 『주역, 유가의 사상인가, 도가의 사상인가』, 127쪽.
86) 廖名春 · 康學偉 · 梁韋鉉, 심경호 옮김, 『주역철학사』(예문서원, 1994), 498쪽.
87) 『周易』, 「繫辭傳」.

천지만물과 인신은 형과 기로 구성되고 내외 · 음양적 구조를 갖고 상호 연관하여 운동한다.

한의학은 이를 '기리형표氣裏形表'의 이치[88])로 표현한다. 기리형표에는 두 가지 의미가 있는데, 하나는 구조의 측면으로서 기가 안에 있고 형이 겉에 있음을 말하는 것이고, 또 하나는 형기形氣의 음양陰陽운동이 천지음양의 교감 · 교역하는 이치에 따라 기는 리를 향해 들어가고 형은 표를 향해 나옴을 말하는 것이다. 이와 같이 모든 실체는 기리형표의 구조와 운동을 갖는다.

먼저, 기리형표를 구조의 측면에서 살펴보자. 형기形氣로 구성된 실체의 실제구조에는 기리형표의 구조와 기표형리의 구조 두 가지가 있다.

첫째, 기리형표란 형기적 실체의 실제구조에 대한 표현이다. 구조의 측면에서 보면 기는 리에 있고 형은 표에 있는 구조를 가진다. 천지 · 상하구조에서 천기는 하강하고 지기는 상승한다. 이를 내외內外의 관계로 구조화하면 천기(氣)는 하강하므로 내內를 향하고 지기(形)는 상승하므로 외外를 향하는 것으로 된다. 그 결과 실제세계는 형形은 외外에 있고 기氣는 내內에 있는 기리형표氣裏形表의 구조가 된다.

둘째, 주자는 "천지는 음양과 형기의 실체이고 건곤은 역 중에 순양과 순음의 괘명이다"(天地者 陰陽形氣之實體, 乾坤者 易中純陰純陽之卦名也)[89])고 하였는데 '형기形氣의 실체로서 가장 큰 것은 천지다. 천지는 상하上下의 공간적 위位를 가진다. 맑고 가벼운(輕淸) 양이 위에서 이룬 것이 천이고, 무겁고 탁한 음이 아래에서 이룬 것이 지가 된다.'[90])

---

88) 최희윤, 「동원 비위론에 관한 연구」(대구한의대, 2009)(박사학위논문).
89) 朱熹, 백은기 역주, 『周易本義』(여강출판사, 1999), 529쪽.
90) 李東垣의 『脾胃論』「음양승강론」에서는 "청탁지기가 비위에서 출하는 데 청양한 기는 무형의 원기(氣)를 이루니 이것이 곧 淸陽爲天이고, 탁음한 기는 유형의 음혈(形)을 이루

즉, 천天은 위위位가 상上이고 양陽과 기氣의 실체이며, 지地는 위위位가 하下이고 음陰과 형형形의 실체임을 말한 것이다. 형기를 중심으로 말하면, 천은 기로서 상에 위치하고 지는 형으로서 하에 위치한다. 이를 공간에서 내외內外의 위로 말하면 상은 외이고 하는 내이다. 그러므로 기는 외에 있고 형은 내에 있다. 기는 양이어서 외에 있고 형은 음이어서 내에 있다. 『황제내경』에 "양자陽者 천기야天氣也 주외主外; 음자陰者 지기야地氣也 주내主內"[91]라 하여 천기가 외外에 있고 지기가 내內에 있는 구조가 바로 이것이다. 이것은 양陽을 상上과 외外로 둔 것이고 음陰을 내內와 하下로 둔 것인데, 천天－상上－외外, 지地－하下－내內의 구조이다. 천지는 형기의 실체이니 형기내외形氣內外로 천지의 구조를 보면, 지地－형形－내內이고 천天－기氣－외外이다. 즉 천지天地구조는 기가 겉에 있고 형이 안에 있는 구조(氣表形裏)[92]이다. 이것은 천지의 실제구조다. 이는 음陰은 안(內)에 있고, 양陽은 밖(外)에 있다는 '양재외陽在外 음재내陰在內'[93]의 이치에 맞는 천지·음양의 구조이다. 이를 형기의 관점에서 보면 형기의 실재구조로 되는 것이다.

다음으로, 기리형표를 기의 운동의 측면에서 살펴보자.

천天은 무형無形의 기氣이고 지地는 유형有形의 질質이다. 천지의 교감으로 만물이 생성하는데, 천지의 교감은 지地가 상上의 위위位에 있고

니 이것이 곧 濁陰爲地"라 했다.

91) 『黃帝內經素問』, 29편 「太陰陽明論」.

92) 동원의 이론에 "오장육부의 기로 보면 육부지기가 천기로서 외가 되고 오장지기가 지기로서 내가 된다. '腑者 府庫之府 包含五臟及形質之物而藏焉'라 하여 부가 오장, 형질지물을 안으로 감싸므로 부와 장, 형질지물 사이에 氣表形裏의 관계가 성립한다. '且六腑之氣 外無所主 內有所受'라 하여 육부지기가 가장 外에 있음을 말하였고, 天地陰陽의 上下구조와 같다. 즉, 육부지기가 천기로서 상에 있고 오장지기가 지기로서 하에 있는 것과 같다."(최희윤, 「동원 비위론에 관한 연구」).

93) 『黃帝內經素問』, 「陰陽應象大論」, "陰在內 陽之守也 陽在外 陰之使也."

천天이 하下의 위位에 있을 때에야 가능하다.[94] 이것은 실제의 이치적理致的 상象(모습·실재)이다. 즉, 기리형표는 기가 밖(外)에 있고 형이 안(內)에 있는 상象이 실재의 형과 기가 교감하는 상象으로 설정되어야 그 원리가 설명된다. 즉 천지가 교통交通하는 음양관계는 지地-상上, 천天-하下의 상象으로서 음陰-지地-외外, 양陽-천天-내內로 "양陽이 안에 있고 음陰이 밖에"[95] 있다. 이에 따라 양陽·기氣는 안(裏)에, 음陰·형形은 겉(表)에 있게 되는 것이 실재의 모습이 되는 것이다.

이러한 천지·음양관계에서 기의 교통함을 보면, 형기의 운동은 기는 안(裏)을 향해 운동하고 형은 밖(外)을 향해 운동하여 기는 안에 있게 되고 형은 밖에 있게 된다. 이것이 형기의 상호 교통함을 이루는 바다. 이를 천지의 상하구조 속에서 이해하면 지地·음陰의 형은 밖(外)을 향해 운동하므로 상승하여 상上, 즉 밖(外)으로 향하고 천天·양陽의 기는 안(內)을 향해 운동하므로 하강하여 하下, 즉 안(內)으로 향하여[96] 형과 기가 서로 교감하여 만물의 생성·성장·소멸하는 실제적 상태를 유지할 수 있게 된다.

그러므로 인신人身에 있어 형기론적 관점은 인신의 상태가 외형내기外形內氣[97]로 드러나지만 인신의 형기운동은 안(內)의 형形이 외부로 지속적으로 드러나고, 밖(外)의 기氣가 안(內)으로 끊임없이 유입되어 온축되어야(기리형표의 모습을 갖춤), 이로부터 실제적인 인신의 형기를

---

94) 天은 陽이므로 陽升하고 地는 陰이므로 陰降하는 것이 자연의 이치다.
95) 성백효 역주, 『周易傳義』(전통문화연구회, 2001), 341~342쪽, "泰 天地交而 萬物通也 內陽而外陰."
96) 『黃帝內經素問』, 「陰陽應象大論」, "地氣上爲雲, 天氣下爲雨."
97) "東垣『脾胃論』「飮食勞倦所傷 始爲熱中論」에서 '形을 상한 것은 外를 상한 것이고 氣를 상한 것은 內를 상한 것'이라 하여 形이 外에 있고 氣가 內에 있는 '氣裏形表'의 구조로 내상, 외감을 구분한 것이다"(최희윤, 「동원 비위론에 관한 연구」).

이룰 수 있게 됨을 말하고 있다. 이를 일원의 관점으로 보면 형이 흩어지면 기가 되고, 기가 모이면 형이 된다고 하는 것이다.

2) 형기形氣 · 내외內外구조의 운용도식

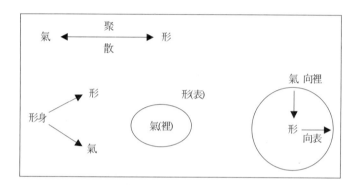

궁금합니다

Q 한의학의 정체를 무엇으로 봐야 합니까?

　도道, 음양陰陽, 오행五行을 기초 이론으로 하고 『황제내경』, 『상한론傷寒論』 이래 조선의 의학까지 동아시아 철학 · 사유 · 임상에 바탕을 둔 전통의학적 맥락이다.

Q 『황제내경』이 제시하는 원리론적인 구조는 무엇입니까?

　『황제내경』의 이론은 선진시대로부터 한대에 걸쳐 오랜 세월 동안 축적된 인간과 자연, 질병과 의료 실천에 대한 경험 · 지식의 총화이다. 이 책에서는 『황제내경』의 원리론을 구성하는 여러 이론 중에서 천지天地 · 상하上下구조론과 형기形氣 · 내외內外구조를 핵심적인 원리론으로 보고 있다.

Q 응용이론은 어떤 관점에서 봐야 하며 그것을 이해함에 있어 중요한 개념은 무엇입니까?

한의학의 제설·이론들은 도道, 음양陰陽, 오행五行이라는 기초 이론을 바탕으로 다양한 응용 이론들을 배태해 냈다. 대표적인 것들이 천지상하天地上下구조와 형기내외形氣內外구조를 기반으로 하는 이론과 수직체계이론, 삼재론三才論에 기반한 이론, 사상四象·순환循環·구조構造이론, 오운육기론五運六氣論에 기반한 이론, 유학儒學이나 명리命理에 기반한 이론들이다. 이들이 유儒·불佛·도道·선仙의 여러 설과 이론들을 합류, 융합, 배제하는 과정을 통해 다양한 모습으로 구성되어 한의학의 이론·임상의 원리론와 방법론으로 된 것이다.

3. 수직구조

수직구조는 도를 상하上下수직선상에 확장하여 상·하위체계를 구성하는 방식이다. 도의 현실성은 은미한 이치의 드러남에 있다. 도론道論이 한의학의 구체적 임상을 담보하는 방법론으로 되는 과정에는 실제를 상하수직체계로 해석한 이론이 많다.

1) 상하상호上下相互체계구조 ─ 심신상하心腎上下구조

인신의 상하上下 축을 이루는 주체는 심心과 신腎이다. 심은 상위체계를 구성하는 주체이고, 신은 하위체계를 구성하는 주체이다.

심은 천天에 해당하고 체體는 건乾이며 용用은 리離다. 오행五行으로는 화火에 해당한다. 신神을 주재한다. 도(생명·몸·마음의 총체성)의 드러남(神)의 체계이다.

신은 지地에 해당하고 체體는 곤坤이며 용用은 감坎이다. 오행으로 는 수水에 해당한다. 정精을 간직한다. 도의 바탕을 이룬다.

심신상하구조에 대한『황제내경』의 입장은 '심부어표心部於表, 신치 어리腎治於裏'로 표현된다.

심心은 인신공간의 상上에 있어 천天의 상象이고 인신의 표(겉)에 있 다. 신腎은 하下에 있어 지地의 상象이고 인신의 리(속)에 있다. 천지는 상호 교감하므로 상부의 심은 표에 있어 내로 기리氣裏하고, 하부의 신 은 리에 있어 외로 형표形表하므로 심신이 상호 교통하고, 심心은 신神 으로 전신의 드러남이니 전신의 기의 상태는 심이 주재하므로 심의 역 할은 전체를 다스리는 데 있다. 신腎은 정으로 전신의 간직함이니 인신 의 기혈은 정이 아니고서는 화생될 수 없다. 그러므로 신의 역할은 인 신 전체의 기반이 된다. 이에 정과 신이 조화를 이루게 된다. 이것이 '심부어표, 신치어리'이다.

2) 상하일관上下—貫체계구조

상하일관上下—貫의 체계는 크게 세 가지 형태로 보인다.

첫째,『황제내경소문』「영란비전론靈蘭秘典論」의 국가 관료체계에 상응하는 장부연관체계이다. 등급에 의해 역할의 귀천이 규정된다. 군 주를 정점으로 계급의 순으로 내려가는 일관체계의 한 모습이다. 수직 적 등급체계의 전형이다. 장부를 귀천에 따라 수직적으로 서열화하였 다. 장부의 기능적 연관을 질서 있게 배치하여 각 장부가 지닌 위상적 역할과 기능을 체계화하였다. 심을 정점으로 하여 일열 선상에 순서대로 배치[98]된다. 즉, 인체 기능·활동의 중심 주체로서의 장부는 각기 독립적인 역할과 기능을 가진다. 하지만 십이장부의 상호관계는 국가의 관료체계가 가지는 폐쇄적 틀 속에서 연관되어 있다.

이러한 구조는 상·하위체계의 교섭이나 순환적 관계성을 담지 못하는 한계를 가진다. 심이 각 장부의 역할·기능을 통합하고 조절하는 전제적 권력을 보유함으로써 각 장부의 주체성은 심의 기능적 단위로 전락하고 만다. 음양陰陽의 차별성을 존비尊卑의 관념으로 등급화한 전통으로부터 장부의 기능 역할의 독자성과 연관을 해석한 이론이다.

둘째, 수계水系·기화노선氣化路線이다. 폐·방광의 수원水源을 주체로 하는 상하上下 축을 중심으로 한 수계기화체계와 상초·중초·하초의 기능적 연관을 수계체계에 상응시킨 기화체계는 상에서 하로 내려가는 일관체계를 보여 준다.

수水는 '윤하潤下'한다. 그러므로 기화는 그 성질에 따라 위에서 아래로 흐르는 수직체계로 표현된다. 수계·기화노선은 수계노선水系路線이 곧 기화노선氣化路線이다. 인신을 유지하는 바탕에는 수가 있고 수의 출입·기화하는 능동적 과정을 통해 정기精氣가 인신에 고루 산포散布되는 것이다. 수계·기화의 주체는 장부와 삼초三焦이다. 장부와 삼초의 기능·활동의 개별성과 연관성을 통해 수계·기화가 이루어진다.

수계상하구조水系上下構造는 장부로 구성된다. 이 상하上下 축은 심

---

98) 『黃帝內經素問』, 「靈蘭秘典論」, "心者, 君主之官也, 神明出焉. 肺者, 相傅之官, 治節出焉. 肝者, 將軍之官, 謀慮出焉. 膽者, 中正之官, 決斷出焉. 膻中者, 臣使之官, 喜樂出焉. 脾胃者, 倉廩之官, 五味出焉. 大腸者, 傳道之官, 變化出焉. 小腸者, 受盛之官, 化物出焉. 腎者, 作强之官, 伎巧出焉. 三焦者, 決瀆之官, 水道出焉. 膀胱者, 州都之官, 津液藏焉, 氣化則能出矣. 凡此十二官者, 不得相失也."

신의 축이 아닌 폐·방광을 기본 축으로 한다. 폐는 수지상원水之上源이고 방광은 수지하원水之下源이 되어 온몸에 물을 댄다. 외부의 수곡·음수가 입(口)으로 입하면 폐-상초, 비·위-중초, 방광-하초의 장부-삼초 연관을 통해[99] 수곡·음수가 인신에 입하여 인신을 영위하는 기능·활동의 토대를 이루는[100] 수의 흡수와 소모 배설의 전 과정(기화 과정)을 해명한다. 또한 수水의 정체停滯로 인한 기화실조氣化失調가 질병으로 전환하는 과정을 해명한다. 담이나 담음 등은 이러한 기화실조의 표현이고 또한 그 부산물에 대한 표현이기도 하다.

수계는 농사를 위한 관개수로와 닮아 있다. 저수지-강-내-도랑의 구조처럼 몸에 자신의 길을 가진다. 혈맥구조나 경락구조가 모두 이러한 모습을 취하고 있다.

셋째, 입(口)에서 항문肛門으로 이어지는 상하上下수직체계이다. 흡수와 배설의 틀에서 흡수-영營, 배설-조박糟粕하는 전이傳移하고 생성하는 과정을 일관계통으로 체계화한 것이다. 음식물을 소화·흡수·배설하기 위해 장부는 전도지관傳道之官을 형성하여 각 과정이 연계되도록 구성되어 있다. 즉 구口-위胃-장腸-항肛이 주체가 되어 오장육부와 기능적으로 연계되어 있다. 위胃와 장腸의 연관은 위가 자신의 과정을 수행할 때(實)는 장은 쉬고(虛) 장이 자신의 과정을 수행할 때(實)는 위가 쉬는(虛) 형식[101]으로 허실전변하는 과정을 통해 상에서 하로

---

99) 『黃帝內經素問』,「經脈別論」, "飮入於胃, 遊溢精氣.=上輸於脾. 脾氣散精.=上歸於肺.=通調水道.=下輸膀光. 水精四布, 五經並行.=合於四時 五藏 陰陽=揆度以爲常也."

100) 수곡·음수는 장부·삼초에 의한 수계 방면의 대사 과정을 통해 몸을 內外적 환경에 맞게 적응 조절함.

101) 『黃帝內經素問』,「五藏別論」, "六府者, 傳化物而不藏, 故實而不能滿也. 所以然者, 水穀入口則胃實而腸虛; 食下則腸實而胃虛. 故曰 實而不滿, 滿而不實也."

의 상하 일관체계를 형성하는 것이다. 이 과정에서 위와 장은 우리 몸이 흡수하기에 적합하게 변화시킨 영양물질(營, 淸)을 생산하고 불필요한 물질(糟粕, 濁)을 배설하기에 적합하게 만들어 배설한다.

이러한 일관체계를 하나의 관으로 설정하여 보면 원통형의 모습을 상정할 수 있다. 이때의 기는 그 내부를 상하上下로 유행하면서 상하를 조절하는 기능·역할을 수행하는 주체로 된다. 이를 중기中氣라 한다. 중기는 양극단(원통형의 上下극단)에 속하지 않으면서 양극단이 처한 상태에 맞게 자신을 위치 지움으로써 자신의 능력을 발휘하는 것이다.

3) 삼재三才구조[102]

음양론陰陽論은 이분법적 한계를 가진다. 이를 극복하려는 노력이 삼재三才적 인식이다. 한의학이론 중에 삼재적 인식에 바탕 한 이론에는 삼초론三焦論, 삼음삼양론三陰三陽論 등이 있다.

(1) 삼초론

삼초론三焦論에도 삼재적 인식원리가 있다. 인신의 기능활동(발현)을 원기元氣의 발현으로 이해할 때 삼초三焦는 기화의 주체로 된다. 원기는 상초上焦에서 기를 퍼뜨리니 이를 상초여무上焦如霧라 했다. 중초中焦에서는 기를 흡수하여 인체의 필요에 적합하게 변화시키니 이를 중초여구中焦如漚라 했다. 하초下焦는 기를 운용하고 배설하니 이를 하초

---

102) 삼재구조는 수직구조라 볼 수 없지만 삼재이론이 적용된 三焦이론이 수직구조에 포함되므로 여기에서 설명하기로 한다.

여독下焦如瀆이라 했다. 인신의 공간을 천지인의 삼부로 분할하여 원기의 발현을 삼초三焦의 부위에 따른 기능·활동으로 구분하였다.

인신의 기의 출입은 흡수와 배설의 음양관계로 표현되나 실제로 기의 출입은 단순하지 않으며, 인신이 주체적으로 기의 출입을 조절 통제하는 일련의 과정을 경과하면서 필요에 따라 상황에 알맞게 적절히 운용하고 있음을 보여 준다.

(2) 삼음삼양론

삼음삼양론三陰三陽論은 음양분화에 대한 삼재적 인식원리이다. 음양기의 운동을 삼음삼양의 원리로 살펴보자.

첫째, 음양은 합벽闔闢한다. 음양합벽을 삼재적 방법으로 구분하면 양의 기운인 태양의 기운은 양명의 기운으로 확장된다. 이는 양의 기운의 이치가 나아감에 있기 때문이다. 음의 기운인 태음의 기운은 궐음厥陰의 기운으로 쇠퇴한다. 이는 음의 기운의 이치가 물러남에 있기 때문이다. 즉, 삼음삼양은 음양의 기운이 합벽하는 모습을 구체적으로 표현한 것이 된다. 태양은 양명과 개합하고 태음은 궐음과 개합한다.

둘째, 음양은 상호전화한다. 양의 기운이 극에 달하면 물극필반의 이치에 따라 음의 기운으로의 전화가 일어나고 음의 기운이 극에 달하면 양으로 전화한다. 이러한 전화의 과정에, 경계에 소양少陽과 소음少陰이 있다. 양에서 음으로의 전화에는 소양의 과정이, 음에서 양으로의 전화에는 소음의 과정이 있다. 음양의 상호전화에서 공간·경계·작용으로서의 소양과 소음을 추樞라 한다.

셋째, 음양운동은 순환한다. 양의 운동은 음으로 갈무리되고 음의 운동은 양의 운동이 시작되는 기반이 된다. 음양운동의 주기적 순환·반복운동에서 양운동은 소양이 아니면 음운동으로 전화할 수 없고, 음운동은 소음이 아니면 양운동으로 전화할 수 없다. 음양의 순환운동의 바탕에 소양과 소음이 있다. 이를 추뉴樞紐라 한다.

넷째, 음양의 순환운동이 한 사물 내에서 이루어질 때 음양운동의 힘의 방향을 구분하면 원심력과 구심력으로 표현할 수 있다. 즉 양운동은 밖으로 나아가고 음운동은 안으로 수렴된다. 양운동의 지나침은 소양이 조절하고 음운동의 지나침은 소음이 조절한다. 이를 축軸이라 한다.

4. 사상四象구조

1) 사상의 구조 양식

사상四象은 음양陰陽의 분화상이다. 상象의 역할은 의미를 드러내는 데 있다. 음양이기陰陽二氣의 순환·변화하는 운동의 구체성은 사상의 순환·변화 운동을 통해 그 의미를 알 수 있다. 먼저, 사상의 명名에 대해 알아보자. 사상은 태양太陽, 소양少陽, 태음太陰, 소음少陰으로 구성된다. 양 중의 큰 것은 태양이고 작은 것은 소양이다. 음 중의 큰 것은 태음이고 작은 것은 소음이다. 태양은 양의 기운이 많은 것이고 소양은 양의 기운이 적은 것이다. 태음은 음의 기운이 많은 것이고 소음은 음의 기운이 적은 것이다.

음양을 갖추어야 사물[103]이 된다. 음과 양 또한 음양陰陽을 갖춘다.

음 중에 음양陰陽이 있고 양 중에 음양陰陽이 있다. 태음은 음 중의 음으로 체용이 모두 음이다. 소양은 음 중의 양으로 체는 음이나 용은 양이다. 태양은 양 중의 양이니 체용이 모두 양이다. 소음은 양 중의 음으로 체는 양이나 용은 음이다.

음양소장陰陽消長하는 기의 상태를 사상으로 표현하면 음양기의 소장하는 관계를 구체적으로 알 수 있다. 음이 극성한 것을 태음이라 한다. 물극필반이니 그 속에서 양이 시생하니, 이것이 소양이다. 소양이 자라면 양이 극성하니, 이것이 태양이다. 물극필반이니 그 속에 음이 시생하니, 이것이 소음이다.

다음으로 사상과 사시四時의 관계를 살펴보자. 음양소장하는 기의 순환관계가 사상으로 체계화되면 사상의 순환구조는 사시음양四時陰陽이 지닌 순환·변화의 이치를 담아 만물의 생성·변화·순환하는 과정을 표현하는 것으로 된다. 즉 사시의 온溫－열熱－량凉－한寒의 기의 변화는 사시음양의 순환·변화의 이치에 따라 춘하추동의 생장수장生長收藏하는 역할·기능이 서로 교대하고 순환하는 항상적인 흐름으로 해석된다. 춘하추동의 사상四象 배속은 양은 춘－소양, 하－태양이고 음은 음양소장하는 순서로 하면 추－소음, 동－태음이고 양진음퇴의 이치로 보면 추－태음, 동－소음으로 배속된다.

---

103) 陰陽備物.

사상四象구조의 상象

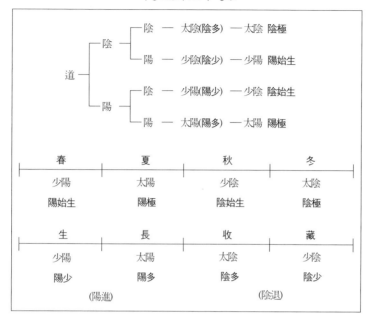

2) 사상구조의 인신 적용

사상구조의 인신 적용은 형신形身을 전음前陰・후양後陽의 음양관계에 따라 배치한다. 후양은 다시 천상지하天上地下의 음양관계에 따라 상上은 태양으로 하下는 소음으로 배속하여, 배상背上은 태양이 되고 배하背下는 소음이 된다. 전음은 다시 형기・내외의 음양관계에 따라 외外는 소양으로, 내內는 태음에 배속하여, 복외腹外는 소양이 되고 복내腹內는 태음이 된다. 이때의 기의 흐름은 상하上下 교통하고 내외內外 교통한다.

사상四象구조의 인신 적용의 상象

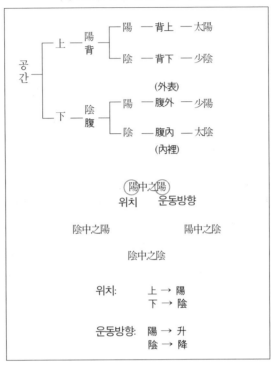

3) 사상구조의 장부 적용

한의학의 장부 인식은 장상론에서 시작된다. 장상론의 토대를 이루는 이론 중 하나인 육절장상론六節臟象論은 사상구조의 틀 속에서 장부가 지닌 기능 역할과 연관을 설정하고 있다. 즉, 형신形神의 음양陰陽관계를 사상四象으로 구체화하여 형形을 사장四藏으로, 신神을 사장四藏의 기능·활동으로 이해한다.

(1) 장부 배속

사상구조의 장부 적용에 있어 장부 배속은 먼저 그 구조를 살펴보
면, 형신의 근본을 음양에 두어 음陰(地)을 정靜·기반으로 양陽(天)을
동動·드러남의 음양으로 나눈 다음 상하·좌우의 사상구조로 배치한
다. 즉 양중지소양陽中之少陽을 춘春으로 왼쪽(左)에,104) 양중지태양陽中
之太陽을 하夏로 위(上)에,105) 양중지태음陽中之太陰을 추秋로 오른쪽(右)
에,106) 음중지소음陰中之少陰을 동冬으로 아래(下)에107) 배치하여 사상
의 시간적 공간적 위상을 설정한다. 또한 형신을 구성하는 정·신·
혼·백의 요소들을 태양太陽 – 소음少陰108)의 상하上下·정신精神의 관
계로, 태음太陰 – 소양少陽109)의 좌우左右·혼백魂魄110)의 관계로 배치
하고 있다. 이는 형신의 생명활동의 드러남을 양이 승하는 소양과 양이
왕성한 태양과 활동을 갈무리하는 태음으로 상상象하고 생명활동의 기반
을 소음으로 상상象한 것이다. 이에 따라 간은 좌에, 심은 상에, 폐는 우
에, 신은 하에 배치하여 사장의 역할·기능을 사상구조의 위상과 연관
속에서 설정하게 된다.

---

104) '陽中之少陽, 通於春氣.'
105) '陽中之太陽, 通於夏氣.'
106) '陽中之太陰, 通於秋氣.'
107) '陰中之少陰, 通於冬氣.'
108) 소음은 나머지 상에 대해서는 기반의 의미를 가지지만, 태양에 대해서는 정신의 관계로
      陰陽적 짝을 이룬다.
109) 소양과 태음은 좌우에 배치된다.
110) 魂 – 陽氣, 魄 – 陰氣의 관계의 짝을 이룬다. 혼은 양기로 사람이 죽으면 그 기(神)는 하늘
      로 돌아가고, 백은 음기로 사람이 죽으면 그 기(身)는 땅으로 돌아간다.

(2) 인간 본질론

사상四象구조의 장부 적용이 지닌 독특성은 인간 존재의 본질적 특성을 사상구조 속에 통합하여 사장四臟의 근본적 기능·역할로 설정하는 데 있다. 인간의 근본적 성격이 무엇인가를 논하는 인간 존재에 대한 본질론적 입장은 인간 존재를 다른 존재와 구별 짓는 방식을 통해 인간이 지닌 독자적 성격을 드러내고자 하였다. 우주만물과 역사 속에서 인간 존재의 주체적 위상을 설정한 점에서 의미 있는 이러한 논의들은 인간 자신을 대상화하는 한계[111]가 있지만 후에 철학·사상적 맥락 속에서 통합되고 구조화되어 한의학이론의 한 부분을 담당하고 있다. 『황제내경소문』「육절장상론六節藏象論」의 사장의 기능·역할에 대한 이해는 이러한 본질론적 입장을 사상구조·형식을 통해 구조화하고 있다. 사상구조로 설정된 인간 존재의 본질적 특성에 대한 네 가지 입장론을 살펴보면 다음과 같다.

첫째, '생지본生之本'이다. 생이 본질이라는 이 입장은 '생'을 『주역』에서의 "생생지위역生生之謂易"의 측면에서 해석하고 있다. 인간 존재는 낳고 낳음의 연속선상에 있다는 것이다. 인간은 개인에게서는 생장수장의 변화 속에서 생멸하는 존재이지만 전체적인 관점에서 영속되는 존재로 인식하는 것이다. 인간의 영속성을 '살아 있음'의 연속으로 보면서 인간을 생명을 간직한 존재로 파악한 것이다. 인간의 본질이 인간의 생명성에 있음을 드러낸 이론이다. 「육절장상론」은 이를 심의 기

---

111) 동아시아의 철학사상은 우주만물과 인간을 전체라는 큰 틀의 조화 속에서 규정하는데 본질론은 인간을 이 조화 속에서 분리해 내는 한계를 가진다. 그래서 「六節藏象論」에 보면 道器관념과 天地陰陽적 인식을 끌어들여 본질론이 지닌 결함을 보완하고 있음을 볼 수 있다.

능·역할로 의미화하였다.

둘째, '기지본氣之本'이다. 인간의 본질이 기라는 이 입장은 천지만물의 생성·소멸·변화가 기의 취산聚散에 있다는 것과, 사람은 하늘과 땅으로부터 생겨나고 천지의 조화 속에 머무는데 이 가운데 기의 유행·변화가 아닌 것이 없다는 것과, 사람이 태어나면 호흡함으로써 생을 유지하는데 호흡함을 기의 작용으로 이루어진 것으로 보는 것이다. 그러므로 천지만물에서의 인간의 본질은 기이고 기에 의존함을 드러낸 이론이다. 이를 폐의 기능·역할로 의미화하였다.

셋째, '파극지본罷極之本'이다. 파극112)은 노역勞役의 상황이다. 노역하는 인간의 존재적 성격을 드러내고 있다. 인간의 삶은 일상적인 일 속에 놓여 있다. 자기 몸의 유지를 위한 일상적인 활동으로부터 사회·경제적이고 정치·문화적인 삶의 직접적이거나 정신적·종교적 활동에 이르기까지 다양한 형태의 일들을 수행한다. 이 모든 일들이 인간의 삶을 규정하고 있다. 인간은 자신의 생명과 몸과 삶을 유지하기 위하여 일상적 노역의 과정에 놓여 있다는 입장이다. 이를 간의 기능·역할로 의미화하였다.

넷째, '주칩봉장지본主蟄封藏之本'이다. 인간이 자신을 유지하는 근본은 자신을 방어하고 보호하며 자신을 재생산해 내는 것에 있다. 인간으로서의 자신의 정체를 유지하고 인간으로서의 존재를 다음 세대로 잇고 보존하는 것들을 인간 존재의 근본적 속성으로 인식한 입장이다. 이를 신의 기능·역할로 의미화하였다.

---

112) 罷極은 일의 끝없는 과정을 감내하는 모습을 비유한 표현이다. 인간 노동에 대한 인식을 드러내고 있다.

II. 구성론113)

1. 정精과 신神, 형形과 신神

정精의 만남이 생명을 이룬다.114) 부모로부터 품부받는다. 인간이 생명을 유지하고 몸과 마음을 구성하고 운용하는 바탕에는 정과 신神이 있다. 인간의 탄생은 정과 신의 만남의 결과다. 형신形身을 갖춘 인간 존재의 탄생은 그 바탕에 정과 신이 있는 것이다. 태아는 정과 신을 토대로 형과 신을 갖춘 인간의 탄생 과정을 보여 준다.115) 인간은 수정하는 순간부터 자신의 삶의 활동을 시작하지만 이때의 인간 존재는 형신의 온전함116)을 갖추고 있지 못하다. 임신의 전 과정은 인간이 형신의 온전함을 갖추고 자기 스스로 이를 유지할 능력을 갖추는 과정이다. 살아 있는 인간 존재의 탄생은 인간이 세상에 대해 자신의 생명, 몸·마음을 온전히 갖추었음을 선언하는 행위인 것이다.

한의학은 인간이라는 존재와 삶의 이러한 정황을 정精과 신神, 형形

---

113) 만물의 실재적 존재양식.
114) '兩精相搏謂之神.'
115) 『管子』「內業」에 "凡人之生也 天出其精 地出其形 合此以爲人"이라 하였다. 사람은 천이 그 정을 내고 땅이 그 형을 내어 이것이 합하여 인간이 된다는 것으로 인간은 天地로부터 그 기운을 품부받아 생하는 것으로 이해하였다. 결국 인간이 정과 형으로 이루어진 존재로 이해하였다.
116) 『荀子』에 "形具而神生"이라 하였다. 형이 갖추어져야 신이 생긴다. 살아서 활동하는 개별적 존재로서의 인간의 몸(形)과 기능·활동(神)의 유기적 관계를 형신의 관계 속에서 인식하고 있다. 『黃帝內經靈樞』「決氣」에서는 "兩神相搏 合而成形, 常先身生 是謂精"이라 하여 정-신-형의 상호 연관을 설정하고 있다.

과 신神의 관계로 인식하고 있다. 인간의 생명, 몸·마음의 바탕에는 정精이 있고 신神과 작용하여 인간의 형形을 구성하는 토대가 된다. 형形은 인신의 구성·구조 형식이 되고 신神은 인간 활동(신체활동, 정신·사유활동)이 영위되는 바의 표현이다.

정精과 신神의 상호관계는 구체적인 인간에서 정을 신의 바탕으로 신은 정의 드러남으로 파악하고, 공간적 인식에 있어 상하上下에 배치하여 정精은 하에, 신神은 상上에 두어 천지天地·건곤乾坤의 이치를 들어 설명하고 있다.

형形과 신神의 상호관계는 형形·질質의 구체성과 신神·기氣의 작용·드러남으로 인식117)하여 생명, 몸·마음의 구조·형식과 작용·활동을 형기形氣의 상호관계로 표현하고, 구체적인 인간에서 형을 기의 취취聚함으로 기를 형의 산散함으로 파악하여, 공간적 인식에 있어 내외內外에 배치하여 형을 외에 기를 내에 두어 천지·음양의 기의 이치를 들어 설명하고 있다.

---

117) 范縝(南北朝時代의 學者)은 "形者神之質, 神者形之用. 是則稻氣質, 神言氣用" "神卽形也, 形卽神也, 是以 形存則神存, 形謝則神滅也", "形之與神, 不得相異也"라 하여 형이란 신의 질이다. 질은 바탕이다. 이의 쓰임(드러남)을 신이라 한다. 즉 형과 신은 바탕과 드러남의 관계이다. 그러므로 형과 신은 하나의 존재이다. 形神의 관계를 體用과 一氣의 관점으로 해석하였다. 이러한 관점은 후에 王廷相의 "神者形氣之妙用. 夫神必藉 形氣而有者, 無形氣則神滅矣. 縱有之 亦 乘天未散之氣而顯者. 如 火光之必附於物而後見. 無物則 火尙何在乎" 즉 "정신은 형체를 지닌 기의 미묘한 작용이다. 정신은 반드시 형체를 지닌 기에 의존하여 존재하며 형체를 지닌 기가 없으면 소멸한다. 만약 정신이 있으면 그것은 흩어지지 않은 기에 의해 다시 나타난 것이다. 예컨대 불빛은 반드시 사물에 의존해 나타난다. 사물이 없으면 불은 과연 어디에 있겠는가"라는 것으로 인식이 확장된다.

2. 영營과 위衛, 영營·위衛·기氣·혈血

1) 영營, 위衛

　인신의 좌우에 기혈이 있으면 내외內外에는 영위가 있다. 정精을 일기一氣의 도道로 보면 기혈과 영위는 음양陰陽에 해당한다. 정기精氣가 순경循經함이 영기營氣이고 맥외脈外로 운행運行함이 위기衛氣이다. 청자위영淸者爲營이요 탁자위위濁者爲衛이다.

　영위론은 인신의 내외를 구성하는 영위를 음양·청탁의 이치에 따라 구조화한 이론이다. 음양청탁은 청淸－양陽－천天－상上, 탁濁－음陰－지地－하下의 상하上下구조다. 이를 인신의 수직체계인 삼초三焦의 기화체계에 따라 구체화하면 다음과 같다.

　영·위기의 생성은 먼저 영기의 생성을 보면 '상초上焦의 청기淸氣가 하강下降하면 중초지기中焦之氣는 상초지기上焦之氣를 따라 하강하여 영기營氣를 생성한다. 영기는 중초中焦의 하반부下半部에 머무르니 영기는 음기陰氣이다. 맑은 것이 음기陰氣가 된다(天氣下爲雨, 雨出地氣). 즉, 영기는 상초지기의 청기가 하강하여 된 것이므로 청자위영淸者爲營이다. 중초中焦의 하반부는 음陰이 되니, 이것이 영기다'로 개념화된다.

여기서 삼초의 구조는 중립선을 상정한 상중하초의 음양구조를 가진다. 즉 상초上焦－양陽, 중초中焦의 상반부上半部－양陽, 중초中焦의 하반부下半部－음陰, 하초下焦－음陰의 구조다.

다음으로 위기의 생성을 보자. 위기의 생성은 '하초下焦는 음陰이다. 음陰이 극極하면 양陽이 생성되고 중초中焦로 올라간다. 하초의 탁기濁氣가 상승하면 중초지기中焦之氣는 하초지기下焦之氣를 따라 상승하여 위기衛氣를 생성한다. 위기는 중초의 상반부上半部에 머무르니 위기衛氣는 양기陽氣이다. 탁한 것이 양기陽氣가 된다(地氣上爲雲 雲出天氣). 즉, 위기는 하초지기下焦之氣의 탁기가 상승하여 된 것이므로 탁자위위濁者爲衛이다. 중초의 상반부는 양陽이 되니, 이것이 위기다'로 개념화된다.

이것이 형기내외形氣內外의 이치로 구조화하면 '음재내陰在內 양지수야陽之守也, 양재외陽在外 음지사야陰之使也'에 따라 음인 영기는 내에 있고 양인 위기는 외에 있다. 영기는 청한 기운이므로 외로 나아가 형을 온전하게 하고, 위기는 탁한 기운이므로 안으로 수렴되어 내부를 지키고 조절하는 것으로 된다.

궁금합니다

Q 영위를 알면 무엇이 좋습니까?

인신을 구성하는 요소에 대한 이론으로서 근대 이후 한의학은 기혈론을 중심으로 설명하지만 인신 구성의 구조를 보면 인신의 좌우는 기혈로 설정되고 인신의 내외는 영위로 설정된다. 즉, 기혈론과는 다른 맥락에서 인체 구성을 이해한 것이다.

Q 영위론은 이론적인 느낌이 강하고 잘 와 닿지 않는데요?

한의학의 이론체계는 대체로 구조적 입장에 있지만 인신人身 기혈론氣血論이나 영위론營衛論 등은 구성적 입장에 있는 이론들이다. 영위론은 인체 구성을 중심으로 내외상관內外相關의 구조 속에서 기화氣化의 내용과 과정을 설명한 이론이다. 예를 들어, 사군자탕四君子湯을 『화제국방和劑局方』에서는 영위기허營衛氣虛를 치치治하는 처방이라 하여 영위론으로 해석하고, 『방약합편方藥合編』에는 진기허약眞氣虛弱을 보보補하고 기단기소氣短氣少를 치치治하는 처방으로 해석한다. 의안醫案이나 방方의 의미를 바르게 알기 위해서는 이론의 맥락·개념을 잘 이해하고 있어야 한다.

2) 영營, 위衛, 기氣, 혈血

인신의 구성을 영위의 음양관계로 파악한 영위론은 인신·기혈의 구성요소를 자신의 체계 내로 끌어옴으로써 음양사상陰陽四象적 인식으로 구체화된다. 인신의 좌우·내외를 구성하는 영위·기혈의 음양관계는 위衛는 양陽으로 기氣와 짝하고 영營은 음陰으로 혈血과 짝한다.

영위기혈론은 영위를 중심으로 하는 이론이므로, 영위를 축으로 하고 기혈118)을 영위에 따르는 개념으로 본다. 영위는 구조에 있어 내외內外를 이루니, 영위기혈은 내외구조로 논리화된다. 즉, 인신(몸)을 겉(外)로부터 속(內)의 구조로 파악하고 위衛(겉) ─ 기氣(겉, 中) ─ 혈血(속, 中) ─ 영營(속)으로 공간 배치하여 형기내외形氣內外의 이치로 역할·기능을 규정한다.

위는 공간적으로는 위분衛分에 위치하고 하초의 탁기로부터 생성되

---

118) 이때의 氣는 衛가 脈外를 순행하고 營과 교섭함에 대한 구체성이다. 血은 脈內를 순행하고 衛와 교섭함의 구체성이다.

어 맥외脈外의 피부와 분육 사이를 순행하고 흉복에서 흩어진다. 그 기능은 전신을 유행하여 안으로는 장부에서 밖으로는 기육肌肉과 피모皮毛에 이르기까지 온후溫煦와 보위保衛의 작용을 담당한다. 외사外邪에 대해서 주리腠理와 모공毛孔을 개합開闔하여 외사의 침습을 방어한다.

기는 공간적으로는 기분氣分에 위치하고 사통팔달로 조달하니 오곡의 정미를 전신에 퍼뜨려 훈부熏膚, 충신充身, 택모澤毛의 작용을 담당한다. 위와 짝이 되어 인신의 양陽으로 외外를 담당한다.

영은 공간적으로는 영분營分에 위치하고 상초의 청기로부터 생성되어 맥을 따라 상하上下로 운행하여 오장에 관통되고 육부로 연락된다. 그 기능은 인체 생명활동을 유지하는 영양물질인 수곡지정기로서 밖으로는 사지를 영양하고 안으로는 오장육부의 기능물질을 공급한다.

혈은 공간적으로는 혈분血分에 위치하고 영이 맥내로 들어가 화化하면 혈이 된다. 그 기능은 경맥을 따라 전신에 운행하여 영복음양營覆陰陽하고 근골경강筋骨勁强하고 관절을 청리清利한다.

궁금합니다

Q 영위기혈론은 어떻게 형성된 것입니까?

영위기혈론은 인신·기혈론과 영위론이 합쳐져 사상적四象的 배치를 가지게 된 것이다. 두 이론 모두 구성적 입장이지만 인신·기혈론은 이론의 발전 과정에서 좌혈우기左血右氣의 위상을 갖게 되는데, 이는 도를 수평분류하여 좌우에 배치함으로써 도의 차별성을 드러내는 방법이다. 영위기혈론은 영위론이 갖는 내외구조의 위상 속에서 내內—중내中內—중외中外—외外의 위치적 연관에 따라 병정病情을 병위病位의 연관 속에서 파악하는 방법이다.

3) 위衛, 기氣, 영營, 혈血

인신의 내외內外 구성을 기혈을 중심으로 보면 위기영혈의 구조로 된다. 위衛(겉)－기氣(겉, 中)－영營(속, 中)－혈血(속)로 된다. 인신의 유지·활동의 내적 체계는 외부세계와 관계하고 있다. 기의 공급 또한 외부세계에 의존한다. 외부 사기邪氣의 침습은 내적 체계의 조화를 교란하고 손상시킨다. 이제 인신의 유지·활동은 자신을 둘러싼 내·외적 상황에 따라 유연하게 대처하면서 전체적으로 조화시켜 나가야 할 필요를 가지게 된다. 이에 따라 병은 외부·표층으로부터 내부·심층으로 전이되고, 그에 따른 역할·기능의 실조와 수복의 상황이 나타나게 되는 것이다.

이런 관점은 편작編鵲이 활동하던 시기에도 있었다. 외사가 인신에 침습하면 병은 주리－기부－장위－골수의 순으로 전이된다. 표층의 병을 경한 것으로 심층의 병을 중한 것으로 보았다. 이에 따라 치료는 탕위湯熨－침석鍼石－화제火齊－사명司命의 법으로 하게 된다.

청대淸代에는 온병溫病을 위기영혈로 변증하였다. 이에 따르면 "질병의 다양한 상태를 병정病情의 경중輕重, 병위病位의 심천深淺, 정사正邪의 성쇠盛衰에 따라 위분증후衛分證候－기분증후氣分證候－영분증후營分證候－혈분증후血分證候로 나누고, 온열사기溫熱邪氣가 인신에 침습하면 가장 먼저 인체의 위외衛外기능[119]이 장애가 초래되어 위분증후가 발하고, 이어서 장부기능 활동[120]의 장애가 초래되어 기분증후가 나타나고 깊어지면 영음營陰[121]을 손상시키고, 최종적으로는 혈血[122]

---

119) 衛를 腠理開闔, 衛外의 기능으로 한정한다.
120) 氣를 각 장부의 기능활동이 밖으로 반영된 것으로 본다.

을 모손시키고 동요시킨다"[123]고 보았다.

궁금합니다

Q 위기영혈론은 어떻게 형성된 것입니까?

위기영혈론의 형성에는 본문의 설명처럼 '외사外邪가 인신에 침습하면 병은 주리腠理-기부肌膚-장위腸胃-골수骨髓의 순으로 전이'되고 그 치료는 '탕위湯熨-침석鍼石-화제火齊-사명司命의 법으로 한다'는 전통적 관점이 계승된 것으로 볼 수 있다. 이후 의학경험과 이론의 발전 과정을 거치면서 청대 온병이론에서 심화·발전된 이론으로 본다.

4) 위衛, 기氣, 영營, 혈血 총괄도표

骨髓	腸胃	肌膚	腠理
司命	火齊	鍼石	湯熨
主體		調節	
內		外	
五臟		六腑	
血	營	氣	衛
기질적 방면		기능적 방면	
脈內 運行		脈外 運行	
氣		形	
營氣(中焦運行) + 衛氣(上焦開闔) = 宗氣			
無(用)		有(器)	
氣		形	

---

121) 營을 혈중의 진액으로 보아 營을 血의 일부분으로 인정한다.
122) 혈을 심에서 통괄되고 간에서 저장되며 비에서 화생되어 폐에서 부포되고 신에서 시설되며 경맥을 따라 전신을 운행하는 것으로 본다.
123) 趙紹琴·湖定邦·劉景源 편저, 이용범 외 3인 옮김, 『溫病縱橫』(집문당, 2004), 54~58쪽.

3. 정精·기氣·신神

형신形身에 대한 음양적 인식은 정精과 신神, 형形과 신神, 형形과 기氣라는 구조·구성의 원리를 통해 생명, 몸·마음의 바탕과 기능·활동이 지닌 개별과 상호 연관의 의미를 드러내는 데는 유용하다. 환담은 "정신이 형체를 지닌 몸에 거주하는 것은 초를 태우는 것과 같다"[124]라 하여 정과 신으로 구성·영위되는 인간의 생명활동의 기반에 형체가 있음을 드러내고 있다. 형신形身과 정신精神의 상호관계를 음양적 논리로 해석하고 있다. 하지만 이러한 해석은 연관의 구체성을 드러내는 데는 부족하다.

정精·기氣·신神의 이론은 형신을 이루는 구성과 활동이 정과 신의 상호관계 속에 있음을 인정하면서 이 연관의 사이에 기가 있음을 보여 준다. 즉 삼재적三才的 인식에 기반하고 있다. 신神이 정精으로부터 발현되는 과정에 기氣의 작용이 개입되어 있다는 것이다. 음과 양사이에는 경계가 있고 공간이 있다. 경계는 세력과 세력 사이의 균형을 유지하고 상호 전화의 매개로서 작용한다. 공간은 음양이 활동하는 바탕이면서 상호전화의 경계이며 상호의 한계가 설정되는 선이다. 경계와 공간을 정기신의 체계에서는 기의 역할과 의미로 설정한다.

형기形氣를 지닌 실체로서의 형신形身은 정기신精氣神의 상호 역학속에서 자신을 유지하고 발현하며 조절·운용된다. 정은 신이 발현되고, 기가 운용되는 바탕이다. 기는 정과 신의 상호 교감의 바탕이며 작용이다. 신은 정의 드러남, 기의 작용의 총화로서 형신을 통제하는 주체이다. 이와 같이 삼재적 인식은 인간의 구조·구성·활동에 대한 연

---

124) 桓譚, 『桓譚新語』, "精神居形體 猶火之然 燭矣."

관과 작용의 원리를 구체적으로 보여 준다.

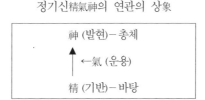

정기신精氣神의 연관의 상象

神 (발현) - 총체

←氣 (운용)

精 (기반) - 바탕

4. 정精·신神·기氣·혈血

정精·신神·기氣·혈血은 인체 구성의 4요소[125]이다. 각 요소는 독립적인 자기 기능·역할을 가진다. 인간 생리의 구성과 활동은 이들 4요소의 연관과 조화 속에서 다양한 형식과 상태를 드러낸다. 근대 한의학의 과학화의 과정 중에 이러한 요소론적 이해는 정신기혈을 음양론과 사상론의 인식 틀 속에서 개념화하였다.

정은 크게 보면 인간을 이루는 기반으로, 작게 보면 몸의 기반을 이루는 물질로 인식한다. 혈은 정이 드러나는 활동성으로 인식한다. 즉 혈은 진액을 포함하는 정의 유동하는 구체성을 의미한다. 그러므로 정은 기화하면 혈이 되고 혈의 정미한 것이 모여서 정을 이룬다. 신은 생명활동의 전체성을 표현한다. 좁은 의미에서 정신활동을 표현한다. 기는 생명활동이 가능한 구체성이다. 인신의 모든 기화활동을 의미한다. 신의 전체적이고 포괄적인 전신활동은 기의 활동성이라는 구체적 과정

---

125) 불교에서는 '地水火風'을 四大라 한다.

에 의존하고 있는 것이다.

정신기혈의 음양관계는 정과 신을 중심으로 하면 정혈精血은 음에 속하고 기신氣神은 양에 속한다. 정은 음중지음陰中之陰으로 태음이고 혈은 음중지양陰中之陽으로 소양·소음에 해당하고, 신은 양중지양陽中之陽으로 태양이고 기는 양중지음陽中之陰으로 소음·소양에 해당한다.

정신기혈론은 인신의 구성에 대한 전통적 입장, 즉 인신을 기혈氣血의 관계로 보는 입장과 형기形氣의 관계로 보는 입장을 계승하고 발전시킨 개념이다.

인신의 구성을 기혈을 중심으로 보면 기혈의 음양 특성은 혈의 경우 혈이 지닌 물질성은 음이고 유동하는 성질은 양이다. 기의 경우 기가 지닌 물질성(신이 발하는 기반)은 음이고 사통팔달로 다니는 것은 양이다.

인신의 구성을 형기形氣를 중심으로 보면 인신에 있어 존재적 구성을 유지하는 정태적인 것은 형으로, 존재의 기능이 발현하는 동태적인 것은 기로 규정된다. 인신을 구성적 연관으로 보면,

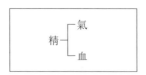

정은 인신 기혈의 바탕이다. 정은 기혈의 정미한 것을 정이라 한다.

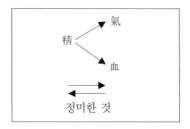

인간 생리의 구성과 활동을 4가지 요소로 파악할 때 이를 음양으로 인식하면 다음과 같다.

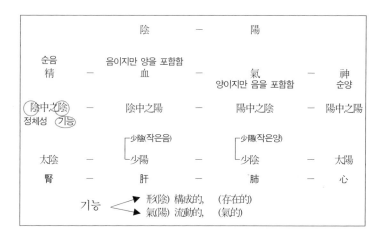

제2부 치방편

인간과 인간의 삶에 대한 한의학적 이해, 즉 한의학의 기초이론과 응용이론은 환자의 병적 상황에 대한 맥락적 구성을 이해하는 기반이 된다. 병의 실재 상황을 범주화하여 병적 상태를 판단하고 치료원칙과 치료수단을 결정하는 과정에는 한의학의 이론과 임상이 역사적으로 축적한 경험과 지식들을 모두 동원하여 그 상황과 상태에 가장 잘 들어맞는 방법과 기술을 선택하여야 한다. 제2부 치방편에서는 도－음양－오행－사물의 의미 연관이 심병－변증－치료의 원리적 연관 속에서 의사가 어떻게 환자의 질병을 범주화하여 판단하고 치료원칙과 치료수단을 선택하고 결정하는지를 보약의 진단 처방의 과정을 중심으로 구체적으로 살펴보고자 한다. 한의학에 있어 의안(진단, 처방)의 구성은 먼저 병이라는 하나의 범주를 구성하는 내재된 원리를 살피고 병이 드러내는 양상의 차이에 따른 변증의 다양함을 분류·분석·종합하는 검증 과정을 거쳐 한의학이 개발 발전시켜 온 기술 방법들을 적용하는 것이다.

1장. 진단 · 치법의 원리

　환자의 병에 대한 판단과 치료 방침의 결정은 상황적인 것이다. 이
때의 상황은 리理다. 환자의 상황은 맥락적으로 구성된 것이다. 의사는
환자의 현재의 상황에 대해 올바로 판단할 때 바른 치료방침을 내릴
수 있다. 하지만 환자가 의사에게 제공하는 병의 내용은 단지 환자의
상태를 보여 줄 뿐이다. 이때 환자의 상태는 기氣로 드러난다. 의사는
환자의 기의 상태에서 출발하여 망 · 문 · 문 · 절의 방법을 사용하여
환자의 병에 대한 맥락적 상황을 인식하여 구성하는 것이다. 이것이 진
단 · 치법의 결정 과정이다.

I. 심병審病

진료실에서 환자를 처음 만났을 때 환자가 호소한 증상에 대해 의사는 환자의 병을 살피는 것으로부터 진단이 시작된다. 병이란 사람의 몸·정신·마음의 구성과 운용의 정상적인 틀과 질서가 흐트러지거나 깨어진 상태를 말한다. 그러므로 병을 살핀다는 것은 환자의 병적 상황에 대한 판단과 구성을 위한 범주를 설정하는 것이다. 병의 실재를 알기 위해서는 병을 범주화하는 것으로부터 시작할 수밖에 없다. 한의학의 기초이론과 응용이론을 동원하여 환자의 호소로부터 시작하여 망望·문聞·문問·절切의 진단법을 통해 겉으로 드러난 기의 상태를 살피고, 오장육부와 각 기관들을 살피고, 음식飮食·기거起居·노동勞動의 상태와 외기外氣의 기상 상태를 고려하여 병의 범주를 설정한다. 예를 들어, 허리의 통증을 호소하는 환자를 만나면 그의 허리병은 그 사람의 몸·정신·마음의 구성과 운용의 정상적인 틀과 질서가 흐트러지거나 깨어진 상태가 허리병으로 드러난 것이다. 일단 허리병으로 범주를 규정한다.

II. 변증辨證

일단 병의 범주가 규정되면 병의 양상은 병이 지닌 성性·정情에 따라 다르게 나타난다. 음양陰陽, 내외상內外傷, 한열寒熱, 허실虛實, 표리表裏, 정精, 신神, 기氣, 혈血, 진액津液, 형형의 비수肥瘦·장단長短, 장부臟腑, 경락經絡, 육기六氣, 경중輕重, 주야晝夜·사시四時, 부귀빈천富貴貧

賤(宗教, 文化 政治, 經濟, 職業), 성별性別, 연령年齡, 선천先天, 후천後天, 신구新舊, 표본標本, 완급緩急을 구분하여 환자가 드러내는 기의 상태(病과 症狀)를 개별과 연관을 파악하여 치료원칙을 세운다. 범주가 환자에 맞게 구체화한 것이다. 이를 변증辨證이라 한다. 예를 들어, 허리 병의 경우 허리 병을 구성하는 요소를 성정에 따라 구체적으로 분류하고 분석하고 종합하여 그에 맞게 치료원칙을 세운다.

III. 치료治療

치료는 변증에 기반하여 한의학의 기술적인 부분(이론, 판단, 경험, 성찰)을 고려하여 약, 침, 뜸, 부항, 도인안교導引按蹻,[1] 물리요법 등의 직접적인 시술과 일상적인 활동과 주변 환경 및 심리적인 부분에 이르는 개인적이고 사회적인 부분에 대한 성찰과 실천에 관한 주의·권유를 통해 환자의 몸·정신·마음의 구성과 운용의 정상적인 틀과 질서가 회복될 수 있도록 하는 의료행위의 전 과정의 수행을 의미한다.

궁금합니다

Q 심병이 무엇인지 다시 설명해 주십시오.

심병은 이치에 속하는 영역이다. 병은 실재이다. 병의 실재라고 인정되는 바를 살피는 것이다.

---

1) 導引按蹻란 체내에서 기의 흐름을 자기 스스로 조정하는 방법으로써 우주의 기를 체내로 끌어들이는 방법으로 호흡을 위주로 하는 정공법인 導引과 기의 흐름을 조정하고 조절하는 방법으로 체조와 안마를 위주로 하는 동공법인 按蹻가 있다.

Q 병의 실재는 찾기 어렵기 때문에 실재라고 인정되는 바를 살피는 것입니까?

그렇다. 실재라고 인정되는 바를 범주라고 할 수 있다. 실재는 맥락적 상황이므로 이 모두를 정확히 알아 판단하기는 어려운 것이고 결국 온전히 찾는 것은 가능하지 않기 때문에 우리는 실재를 범주화하는 것이다.

Q 범주의 예를 들자면 어떤 게 있나요?

많이 있다. 허리병, 머리병, 내상병, 외감병, 사지병 등 많다. 망문문절望聞問切의 총화적 상태가 심병이다. 병의 있음을 살피는 것이다. 환자가 가지고 있는 병의 실재적 상황이 드러나는 바를 관찰하는 것이 심병이다. 병의 실재를 전제로 한 범주의 설정이다. 그러므로 범주의 설정이 올바로 되어야 변증의 정밀함이 빛을 발할 수 있는 것이다.

Q 선생님은 많은 한의사들이 청대 이후에 심병보다 변증에만 너무 치우쳐 있다고 하셨는데요. 심병과 변증의 차이점은 무엇인가요?

청대 이후에는 리理보다 기氣를 중심으로 하는 사유가 지배적이었고 근대에는 과학적 사유가 지지받던 경향 때문에 한의학도 기의 상태를 중심으로 하는 변증론이 우세하게 되면서 변증위주로 가게 되었다. 변증에 치우치면 환자의 병이 가지고 있는 총체적인 실재성을 보려 하기보다는 자신의 변증방법에 맞추어서 병을 임의로 재단하려고 한다. 예를 들어, 허리병2)이라고 하는 상황이 드러내는 실재의 상태를 보려 하기 보다는 '풍요통'인가 '습요통'인가 하는 병의 양상의 구분에 따른 치료원칙의 설정에만 집착하여 자기만의 변증에만 몰입한다. 체질을 중시하는 경우에도 허리병을 체질과의 연관 속에서 파악하기보다는 체질의학이 구성한 증에 맞추어 허리병을 변증하려고 한다. 복진을 중시하는 경우에도 역시 허리병이라는 병을 보려 하지 않고 자신들이 설정한 변증에만 몰입한다. 물론

---

2) 허리의 통증을 호소하는 경우 그 병은 방로과도로 인한 虛勞病일 수도 있고, 월경으로 인한 經病일 수도 있고, 요통 자체를 주된 범주로 하는 腰痛病일 수도 있다.

이렇게 자기만의 변증방법을 갖는 것이 꼭 나쁘다고만 할 수는 없다. 하지만 자신들이 보는 변증 너머에 환자의 몸의 균형이 깨어진 리理적인 측면의 병의 실재가 있다는 것을 먼저 인정한다면 다양한 변증 방법에 대해서 좀 더 개방적인 생각을 가질 수 있을 것이다. 변증의 도식성에서 벗어날 수 있다는 것이다. 또 이렇게 심병을 변증보다 중시하는 것이 환자 중심의 치료이기도 하다.

2장. 진단·치법의 실제

한의학에서 개별 약물의 질병치료에서의 효과는 개별 약물이 지닌 성분으로부터 규정되는 것이 아니라 개별 약물이 지닌 기능·역할[3]로 부터 규정된다. 사람과 병증에 대한 약물의 작용은 약물이 처한 위상과 역할에 따라 달리 드러난다. 그러므로 약물을 효과적으로 활용하기 위해서는 오랜 세월 축적된 이론과 임상경험 속에서 형성된 약물의 의미를 이해하는 것이 중요하다. 보약 처방에 있어 개별 약물이 지닌 약물의 의미를 잘 이해하기 위해서는 개별 약물이 지닌 성性·정情을 이해하고 사람과 병증病證 속에서의 위상과 역할을 이해하고 있어야 한다. 이에 본장에서는 약물의 의미를 이해하기 쉽도록 제품과 사용으로 구분하여 제품에서는 개별 약물의 상象과 위상·역할을 설명하고, 사용에서는 약물의 의미가 이론과 임상의 측면에서 어떻게 해석되는지 살펴보기로 하자.

---

3) 한의학에서는 이러한 학문 분야를 본초학이라 한다. 약물의 정체를 해명하여 질병에 대한 예방과 치료에서 약물이 지닌 위상과 역할·기능을 규명하는 학문분과이다.

Ⅰ. 보약치방편

1. 보기약補氣藥

1) 보기약 제품설명서

(1) 인삼人蔘

① 인삼의 상象

비양脾陽이 허虛한 병에 사용한다. 비양은 비脾의 상태를 음양陰陽으로 분별하여 인식할 때 사용하는 개념이다. 그러므로 비양이 허함은 비주운화脾主運化와 비통혈脾統血의 기능이 내외부적 상황(영향)으로 깨어진 상태를 의미한다. 이때 인삼이 비양을 직접적으로 보하여 기능을 회복하고 활성화한다.

형태에 따른 특성과 복용법

• 백삼白蔘－비脾, 비양부족脾陽不足

　비양脾陽을 보하는 대표적인 약이 백삼이다. 쪄서 말렸으므로 온양의 성질이 강하여 잘 운용할 수 있다. 노두는 최토催吐의 염려가 있으므로 제거하여 사용한다. 1일 사용량은 2돈이다. 일반적으로 탕제로 복용한다. 경우에 따라서 가루내어 꿀에 개어 복용하는데, 아침공복에 따뜻한 물과 함께 복용하면 좋고 1일 사용량은 1돈이다. 탕제에 쓸 때는 보약으로 운용하고 가루약은 선천적으로 비양이 허한 사람에게 평소에 양생하는 의미로 운용한다.

• 산삼山蔘－폐신양허약肺腎陽虛藥

비양脾陽을 대보大補한다. 비주운화를 왕성히 하므로 비폐脾肺의 기운이 항진된다. 씻어서 노두를 제거하고 아침공복에 냉음수를 한 컵 먹은 뒤 꿀에 찍어 복용한다. 운화왕성으로 인체에 붉은 기운이 돌 수 있다.

• 수삼水蔘－폐肺, 폐음부족肺陰不足

폐기肺氣를 보하는 대표적인 약이 수삼이다. 씻어서 노두를 제거하고 칼로 저며 꿀에 담갔다가(소주잔 1/3정도 꿀을 채우고 저민 수삼을 재워 둔다) 복용한다. 이 상태에서 차로 끓여 먹을 수도 있다. 수삼의 잔뿌리(尾蔘)는 사포닌을 다량 함유하고 있는데 가래를 삭이는 기능이 있으므로 그대로 두고 복용한다.

• 홍삼紅蔘－비신脾腎, 비신양허脾腎陽虛

비脾와 신腎의 양기陽氣가 모두 허한 경우에 쓴다. 신양腎陽은 심양心陽과 상하上下를 이루므로 심양心陽에도 영향을 미친다. 방로과도房勞過度 등으로 허화虛火가 있는데 삼蔘으로 비신의 양기를 돋우고자 할 때 쓴다. 비양脾陽을 보하는 능력은 줄지만 흡수가 좋고 화火를 뜨게 하지 않는다. 겸하여 자체로 진액을 보하는(補陰) 능력이 있다. 탕제나 고제膏劑 모두 쓸 수 있다(고제는 쓴맛이 강하여 음을 보하는 능력이 떨어진다. 피부가 갈라지는 병에 바르는 약으로 쓸 수 있다. ※임상TIP: 손끝이 갈라지거나 할 때 홍삼정골드 같은 고제를 발라주고 물을 발라주면 효과가 있다. 제공: 지선영)

② 인삼의 위상과 역할

㈎ 인삼 스스로의 위상과 역할

인삼은 '보오장지양補五臟之陽, 보형補形'[4]하는 약물로서 그 성性은 온溫하고 '입수태음폐入手太陰肺,[5] 통행십이경通行十二經하고 이립정기以立正氣[6]'한다. 인삼이 입폐入肺하는 것은 기약氣藥이기 때문이며, 통

4) 汪昻, 『本草備要』(人民衛生出版社, 2005).
5) 黃官綉 編, 『本草求眞』(醫聖堂, 1992).

행십이경하는 것은 그 역할이 비주운화脾主運化하기 때문이다. 비주운
화는 오장五臟에서의 영營의 생성과 운수를 의미하며 비주사말脾主四末
하여 전신에 수포輸布하는 전 과정을 비脾가 주관함을 의미한다. 이 때
문에 비脾를 후천지본後天之本이라 하였고, 형신의 기반이 된다. 장臟은
구성(五臟之陰)과 기능(五臟之陽)으로 인식할 수 있는데, 여기서 오장지
양五臟之陽이란 오장의 기능적 측면을 말하는 것이다. 득양육보형得羊
肉補形7)에서 형形은 속에 있는 형으로서 장차 밖으로 드러날 형形이다
(氣裏形表). 따라서 인삼은 사람의 형이 부족(形瘦)할 때 쓸 수 있는 것이
다. '정기를 세운다'(以立正氣) 함은 기의 생성 전화를 비의 영기營氣와
폐의 종기宗氣의 간의 관계로 보았을 때 인삼이 비양脾陽을 도와 폐기
肺氣를 보補하니 인신형기人身形氣의 기가 바로 서게 되는 것이다. 옛
의가醫家의 논論에 미한微寒8)으로 보는 것은 인삼 자체의 기의 상태를
보면 그 기운이 하강하는 태양한수太陽寒水의 상象이므로 그 본체本體
는 음陰이고 그 공능功能은 화火이므로 음화陰火를 보補하고9) 부이승양
浮而升陽하는 것으로 이해한 것이지만 인삼의 위상과 역할을 총체적으
로 살펴보면 그 성은 온으로 보는 게 타당하다.

---

6) 강순수, 『바른 방제학』(대성문화사, 1996), "性溫, 寒熱功補劑中皆用之 以立正氣."
7) 『本草備要』, "補五臟之陽, 得羊肉補形."
8) 『本草備要』, "甘微寒 入手太陰(肺)經而能補陰火 浮而升陽也."
9) 東垣은 "參耆甘草 瀉火之重藥, 瀉除煩 生津止渴"이라 하여 陰火를 瀉하는 약으로 본다.

(나) 배오配伍[10]에 따른 인삼의 작용 변화

인삼의 위상과 역할에 따른 약리작용은 다른 약물과 만나면 변화한다. 인삼이 승마를 만나면 상초의 원기를 보하고 폐중의 화를 사하고, 복령을 만나면 하초의 원기를 보하고 신중의 화를 사[11]한다. 맥문동을 만나면 맥을 일으키고,[12] 건강을 만나면 온양하는 기운이 세지고,[13] 부자를 만나면 막혔던 기혈의 순환이 이루어지고,[14] 생지황을 만나면 기혈이 고르게 되어 정상을 회복[15]한다. 황기를 만나면 온양하고 보기하는 작용이 강[16]해진다.

(다) 방제方劑 속에서의 인삼의 위상과 역할

(ㄱ) 독삼탕獨參湯: 기허혈탈氣虛血脫.

▶ 기허氣虛 · 혈탈血脫의 중증中證은 출혈과다의 경우에서 보이듯이 후

---

10) 배오란 두 가지 이상의 약물을 배합함으로서 약물의 기능과 역할을 병의 상태에 맞게 적절하게 변형하는 처방운용의 주요한 형식이다. 배오가 합당한가의 여부는 치료효과에 직접적으로 영향을 미친다. 이러한 약물 배오의 유형에는 한 가지 약으로 질병을 치료하는 單行과 두 가지 이상의 약물을 사용하며 기능과 역할이 유사한 약물을 배합하여 치료효과를 높이는 相須, 기능과 역할에 일부 공통성이 있는 두 가지 약물을 배합하여 응용하는 것으로 그중 한 가지 약물은 主藥이고 다른 한 가지는 補助藥으로서 주약의 치료효과를 높이는 相使, 한 가지 약물의 부작용이나 독성이 다른 한 가지 약물에 의해 감소되거나 제거되는 相畏, 한 가지 약물이 다른 한 가지 약물의 독성이나 부작용을 감소시키거나 없애는 相殺, 한 가지 약물이 다른 약물의 약효를 저하시키거나 상실시키는 相惡, 두 가지 약물을 배합하여 사용한 후 불량한 부작용과 독성반응이 발생할 수 있는 相反이 있다.
11) 得升麻爲引 用補上焦之元氣 瀉肺中之火, 得茯苓爲引 用補下焦之元氣 瀉腎中之火.
12) 得麥門冬 生脈.
13) 得乾薑 補氣.
14) 得附子治昏迷傷枯.
15) 得生地黃 固氣 止吐血鼻血(差經).
16) 得黃芪 補氣 亡陰證(失血) 救急 止汗.

천지본後天之本을 이루는 비혈脾血과 위기胃氣가 허虛해진다. 인삼
같은 준제는 단독으로도 비혈과 위기를 정상으로 회복시킨다. 참
고로 『방약합편』에서는 냉복冷服하는 것으로 되어 있다. 독삼탕
의 경우 인삼의 양이 일반적인 처방에서보다 많이 쓰게 되는데,
기허혈탈의 경우 허화가 뜨므로 인삼의 온양하는 화의 기운과 허
화로 인한 화가 겹쳐 화열로 인한 폐해가 생길 우려가 있으므로
이를 막기 위한 조처로 보인다. 이와 마찬가지로 생맥산도 여름에
차게 해서 먹을 수 있다.

(ㄴ) 사군자탕四君子湯: 기허氣虛(脾氣虛).

• 방해: 治營衛氣虛 臟腑怯弱 心腹脹滿 全不思食 腸鳴泄瀉 嘔噦吐逆 大宜服之[17]
　　　補眞氣虛弱 治氣短 氣少 1) 虛損加 歸芪 名 人蔘黃芪湯 2) 合四物
　　　湯 名 八物湯 3) 又加 黃芪肉桂 名 十全大補湯 4) 加 陳皮 名 異功
　　　散 5) 加 陳皮 半夏 名 六君子湯 6) 虛泄 加 黃芪 升麻 柴胡 防風
　　　或 合 五苓散.[18]

▶ 사군자탕은 기허증氣虛證의 기본방이다. 인체 생리인식의 틀을 기
　와 혈로 나누어 인식할 때 인체의 정기는 기허·혈허로 드러난다.
　이에 기허증은 사군자탕이, 혈허증은 사물탕이 기본이 되어 인체
　의 생리활동을 정상으로 되돌린다.

(ㄷ) 인삼양위탕人蔘養胃湯: 상한음증傷寒陰症 내상생냉內傷生冷(脾胃虛寒).

• 방해: 治傷寒陰症 及外感風寒 內傷生冷 憎寒壯熱 頭疼身痛.[19]

---

17) 『和劑局方』.
18) 『方藥合編』, 上64.
19) 『方藥合編』, 中16.

▶ 인삼이 꼭 군약으로만 쓰이는 게 아니다. 좌사약이 되어 보조적 기능을 수행하기도 한다.

㈃ 보중익기탕補中益氣湯: 사상四象, 소음인少陰人(脾小腎大).

▶ 『동원십종의서東垣十種醫書』의 보중익기탕補中益氣湯에서 시호·승마를 곽향·소엽으로 환환換하고 인삼·황기의 양을 높인 처방이다. 본방은 원기元氣가 상상傷하여 양기陽氣가 하함下陷하고 비위가 허쇠虛衰한 것을 치치治한다.[20] 꼭 체질의 관점이 아니더라도 비위병을 중심에 놓고 보면 오히려 타당하다고 하겠다. 즉 이동원의 보중익기탕은 중기하함中氣下陷한 것을 끌어올려 주므로 위하수胃下垂·탈장脫腸·탈항脫肛하는 증에 오히려 적합하다고 할 수 있다.

(2) 황기黃芪

① 황기의 상象

폐기가 허한 병에 사용한다. 폐기는 폐의 상태를 기혈로 분별하여 인식할 때 사용하는 개념이다. 그러므로 폐기가 허함은 폐의 형신장부의 덮개 역할과 상초기화上焦氣化의 실조로 인해 위외고표衛外固表의 기능이 깨어진 상태를 의미한다. 이때 황기가 폐기를 보하여 기능을 회복하고 활성화한다.

---

20) 윤길영, 『사상체질의학론』(명보출판사, 1986), 357쪽.

형태에 따른 특성과 복용법

· 생황기(達表)

허화虛火가 기허氣虛로 인한 데 쓴다.

상초上焦의 기氣를 외설外泄하지 않게 하는 황기는 방풍을 외외外畏하는데, 방풍은 황기와 반대로 외설하는 약이기 때문이다. 이를 잘 응용하면 너무 닫아서 가슴이 답답하고 허열虛熱이 뜨는 증을 방지할 수 있다. 이는 옥병풍산玉屛風散에서 잘 표현되고 있다. 한의학은 발한發汗이 있을 때에 지한止汗하겠다고 꽉 틀어막는 치법을 쓰진 않는다. 조그마한 구멍으로 솔솔 새게 하면서 막는다.

생용혹주초달표生用或酒炒達表(達表): 폐기肺氣는 비위지정脾胃之精(營)을 사지말단에 이르기까지 실어 나르는 기운으로 이를 '달표達表'라 하고, 생황기는 달표하여 고표固表함으로서 위외衛外의 기능을 가진다(氣의 흐름은 속[裏]에서 밖[表]으로 흐른다. 이것이 氣裏形表의 氣의 흐름이다).

· 황기밀구(補中) 生用或酒炒達表 蜜炙補中

황기는 상上을 막아 중中을 온중溫中하지만 음중지양陰中之陽의 약으로 사화瀉火하므로, 흉만胸滿, 소화불량消化不良, 심하비心下痞의 부작용을 초래할 수 있다. 이를 완화하여 잘 흡수하게끔 사화瀉火의 힘(力: 음의 성격)을 줄이고 온양의 능력을 갖게 하고자 할 때 밀구한다.

※임상TIP: 임상에서는 대체로 퉁퉁한 체격에 쓸 때는 생용生用으로 비위기능이 약한 환자에게는 밀구蜜炙하여 쓴다.

② 황기의 위상과 역할

㈎ 황기 스스로의 위상과 역할

황기는 보제허부족補諸虛不足 익원기益元氣하는 약물로서 창가瘡家의 성약聖藥[21]이요, 소아과약小兒科藥의 최고이다. 상거제경지통上祛諸

---

21) 吳儀洛, 『本草從新』(文光圖書有限公司, 1984).

經之痛, 제허열除虛熱, 표허表虛 자한自汗, 배농생기排膿生肌한다. 황기가 일체의 허를 보하는 것은 황기가 체표의 기氣를 외설外泄하지 않게 하는 약이기 때문이다. 황기는 폐의 덮개 기능을 강화하여 내부의 기가 밖으로 빠져 나가지 않게 하고 몸의 형形을 감싸 안아 줌으로써 폐기肺氣를 보하는 약이라 한다. 위외고표衛外固表의 표현이 이로부터 나온다. 황기는 스스로 기를 온양하는 게 아니라 기가 외설되지 않게 함으로써 몸의 기를 온양한다. 폐기의 부족은 종기의 부족이니 종기는 호흡과 혈액순환, 외사방어22)에서 개합작용을 하는데, 황기는 개합開闔의 기능이 떨어져 절로 땀이 나며 몸이 붓고23) 오줌을 누지 못할 때, 온몸이 아플 때 사용하는 것이다.

(나) 배오配伍에 따른 황기의 작용 변화

황기의 위상과 역할에 따른 약리작용은 다른 약물과 만나면 변화한다. 황기가 방풍을 만나면 자한을 적절히 조절24)하고, 백출을 만나면 비폐지기가 모두 보강되어 보기의 작용이 증가25)하고, 백복령을 만나면 보기하면서 부종을 제除26)하고, 영지·만삼을 만나면 자가면역질환에 보기27)할 수 있고, 당귀를 만나면 혈이 순행28)하고, 활석·백당을 만나면 소화가 덜된 설사가 정상으로29) 돌아온다.

---

22) 외사방어뿐 아니라 자가면역질환에도 쓴다.
23) ※임상TIP: 자궁적출술 이후에 하지가 부어 걷기 어렵고 앉기 힘들 때는 보기약과 행기약으로 다스린다.
24) 止汗 益大.
25) 得白朮 補氣.
26) 得白朮 白茯苓浮腫.
27) 得靈芝 蔓蔘하면 일반적인 의미로 면역기능을 강화하는 것으로 이해한다.
28) 得當歸 活血.

⒟ 방제 속에서의 황기의 위상과 역할

㈀ 옥병풍산玉屛風散

· 방해: 모세혈관의 저항력 강화, 투과성을 낮춤, 氣虛自汗.

· 구성: 黃芪, 白朮, 防風.

㈁ 황기건중탕黃芪建中湯

· 방해: 병病 후, 복부수술 후 잘 아물지 않을 때.

· 구성: 黃芪, 甘草, 白朮, 桂枝(加 白糖, 滑石은 洞泄 完穀不化).

㈂ 보중익기탕補中益氣湯

· 방해: 治中氣下陷(脫肛).

· 구성: 黃芪, 人蔘, 白朮, 甘草, 陳皮, 升麻, 柴胡.

㈃ 투농산透膿散

· 방해: 治癰疽解表消腫(排膿消腫).

· 구성: 黃芪, 當歸, 皂角刺, 穿山甲(加 澤瀉, 白朮, 金銀花, 川芎: 黃芪內托散).

㈄ 방기황기탕防己黃芪湯

· 방해: 氣虛, 風水, 浮腫(行氣利水).

· 구성: 黃芪, 防己, 白朮, 甘草(炙), 薑三棗二(加 白茯苓, 桂枝: 防己茯苓湯).

※임상TIP: 관절에 물참

㈅ 황기별갑산黃芪別甲散

· 방해: 治虛勞 陰虛熱 滋陰淸熱.

· 구성: 黃芪, 鼈甲, 天門冬, 知母, 地骨皮, 秦艽, 白茯苓, 赤芍藥, 柴胡, 桑

---

29) 得滑石白糖煎服治洞泄 完穀不化神效.

白皮, 半夏, 甘草, 紫苑, 生地黃, 薑三棗二.

(3) 백출白朮

① 백출의 상象

백출은 비토脾土를 보하는 약이다. 비토는 가색稼穡하는 토이고 종경種耕하는 토이다. 일체 보약에 백출을 가미한다. 음식이든 약이든 우리 몸에 잘 받아들여지게 하기 위해서는 논밭의 의미를 가진 토(脾胃)의 기반을 충실히 해 주어야 한다.

② 백출의 위상과 역할

㈎ 백출 스스로의 위상과 역할

백출은 제습익기除濕益氣[30]하는 약물로서 온중溫中, 거비위습去脾胃濕, 제열除熱, 강비위기强脾胃氣 진음식進飮食, 화비위이생진액和脾胃以生津液, 지기열止肌熱한다. 비위는 그 위치가 중中 · 토土에 있어 인신기혈의 축이고 오장五臟에서의 영營의 생성과 운수를 담당한다. 백출은 비위의 기를 보하여 인신의 기반을 충실하게 한다. 백출의 기원은 출이며 출은 백출과 창출로 분화되어 그 의미가 확장된다. 백출은 건비하는 약이다. 건비란 비토脾土를 보하는 것이다. 창출은 제습하는 약이다. 제습이란 비위脾胃의 습濕을 제거한다는 것이다. 그러므로 출이 평위산平胃散 계열에 쓰일 때에는 수습이 장위腸胃에 정체된 경우 위습胃濕을

---

30) 『本草求眞』.

제함으로써 위와 장의 기능을 정상화하여 소화불량과 설사 등의 증을 치료하는 데 쓰이고, 소풍탕疎風湯 계열에 쓰일 때에는 관절염 등의 수습水濕의 사기가 정체된 경우 습사를 말리는 작용을 한다.

(나) 배오配伍에 따른 백출의 작용 변화

백출의 위상과 역할에 따른 약리작용은 다른 약물과 만나면 변화한다. 백출이 지실을 만나면 심하의 비중을 해소[31]하고, 반하를 만나면 담으로 인한 구역을 멈추고,[32] 백복령을 만나면 부종을 빠지게[33] 하고, 계지·생강을 만나면 불순한 습(담음)을 말리고,[34] 백작약·당귀를 만나면 혈을 보[35]하고 황금을 만나면 안태安胎[36]한다.

(다) 방제 속에서의 백출의 위상과 역할

(ㄱ) 백출산白朮散
• 방해: 소아小兒 비위 허약하여 만성 구토 설사.
• 구성: 白朮, 葛根, 人蔘, 藿香, 白茯苓, 木香, 甘草 각 1돈.

(ㄴ) 사군자탕四君子湯
• 방해: 氣短氣少.
• 구성: 人蔘, 白朮, 白茯苓, 甘草.

---

31) 得枳實 能滌飮消痞(一名 枳朮丸).
32) 得半夏 止嘔逆.
33) 得白茯苓 浮腫.
34) 得桂枝 生薑 治痰飮.
35) 得白芍藥 當歸 血虛.
36) 得黃芩 安胎(當歸散, 安胎飮).

㈐ 거원전擧元煎

- 방해: 氣虛下陷 肉崩血脫 有不利於歸熱.
- 구성: 人蔘, 黃芪(炙), 甘草, 白朮, 升麻.

㈑ 육군자탕六君子湯

- 구성: 四君子＋陳皮, 半夏.

㈒ 이중탕理中湯

- 방해: 太陰腹痛 自利不渴.
- 구성: 人蔘, 白朮, 乾薑, 甘草(炙).

㈓ 조중익기탕調中益氣湯

- 방해: (殞泄 白膿) 換蒼朮 加 木香.

㈔ 반하백출천마탕半夏白朮天麻湯

- 구성: 半夏, 陳皮, 麥芽, 白朮, 神麯, 蒼朮, 人蔘, 黃芪, 天麻, 白茯苓, 澤
  漆, 乾薑, 黃柏.

㈕ 당귀산當歸散

- 구성: 當歸, 黃芩, 白朮, 白芍藥, 川芎 각 2돈.

㈖ 보중익기탕補中益氣湯

- 구성: 黃芪 1돈반, 人蔘・白朮・甘草 각 1돈, 當歸身・陳皮 각 5푼,
  升麻(酒洗), 柴胡 3푼.

㈗ 이공산異功散

- 구성: 人蔘, 白朮, 白茯苓, 炙甘草, 陳皮.

(ㅂ) 당귀보혈탕當歸補血湯37)

- 구성: 當歸, 黃芪 (加 柴胡, 升麻).

2) 보기약 사용설명서

보기약은 인삼, 황기, 백출이 중심이다. 이 세 가지 약물을 잘 이해하는 것이 보기약을 잘 이해하는 관건이다.

(1) 보기약의 공간적 배치: 황기(肺氣), 인삼(脾陽), 백출(脾土)

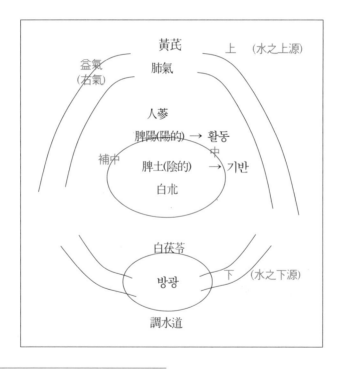

---

37) 『中醫論文』에서는 身重 四肢痛, 食欲不振 嗜眠 無力, 胸滿, 短氣, 脈弦沈數 粘稠한 痰, 咳嗽 頻尿 便秘 膿血排出에 쓰는 것으로 이해하고 있다.

(2) 보기약의 상호작용

① 인삼-황기 : 익기益氣

② 인삼-백출 : 보중補中

③ 인삼-황기-백출 : 보중익기補中益氣

(3) 삼초원기의 관점으로 보면

(上焦元氣) 황기

(中焦元氣) 인삼

(下焦元氣) 백복령[38]

＊참고: 사군자탕은 인삼, 백복령, 백출, 감초로 구성된다.

(4) 비위약의 기의 운동방향

인삼-상행上行

백출-평平

소도삼약消導三藥(山査, 神麯, 麥芽)-하강下降

(5) 보기약 사용의 관점과 원리

보기약은 전체적인(土, 기반) 기(陽氣)의 상태를 끌어올린다.

① 형기形氣의 관점에서 보면, 형形은 하下에 있어 몸의 기반이 되고
   기氣는 몸의 상上에 있어 몸의 활동성이 된다. 기는 속(裏)에 있어

---

38) 白茯苓은 이뇨지제의 느낌이 아니라, 진액을 보충하는 느낌으로 이해해야 한다. 논에 비
   유하자면 논에 물이 넘칠 때는 빼는 것이고, 물이 모자랄 때는 논에 물을 대주는 역할이
   다. 精과 神은 上下 相通하므로 神병에도 쓴다(白茯神).

몸의 구성 내용이 되고 형은 바깥(表)에 있어 몸의 구성 형식이 된다. 건강한 몸의 기의 상태는 이러한 형기의 작용이 원활히 유지되는 상태이고 이것이 깨어지면 병으로 되는 것이다. 보기의 측면에서 보면 인삼은 비기를 보하여 중中과 내內의 기를 보한다. 황기는 위衛와 외外의 기를 보한다. 즉 우리 몸을 원圓으로 보았을 때 인삼의 보기작용은 안(內)에서 밖(外)으로 향하고 황기의 보기작용은 밖(外)에서 안(內)로 향하는 것이다.

② 우리 몸의 기의 상태는 어떤 중립선을 가정한다. 그 경계에는 중립선을 다소 위쪽에 두려는 경향(중립선 상향)과 다소 아래쪽에 두려는 경향(중립선 하향)으로 양분된다. 인간은 때로는 활기차게 때로는 침잠함으로써 자신을 유지한다. 우리 몸은 이러한 중립선을 유지하려는 중립성中立性을 가지는데, 이는 형기形氣의 작용에 의존한다.

· 중립선 상향의 입장: 활동적, 창조적, 일을 벌임, 양적, 정노正勞, 정언正言, 주동적主動的, 주양적主陽的 → 부양파扶陽派
· 중립선 하향의 입장: 차분함, 성찰적, 일을 갈무리함, 음적, 소로少勞, 소언少言, 주정적主靜的, 주음적主陰的 → 자음강화파滋陰降火派

---

③ 몸의 중립성이 자신의 기의 중심선 아래로 내려가면 이때를 기허라 한다. 몸을 원으로 가정하면 몸의 안쪽은 백출이 보하고 몸의 바깥쪽은 황기가 보하고 중립선의 상향은 인삼이 보한다.

　＊참고: 기허氣虛에 대해 '면역력의 저하' 등의 표현들을 쓰는데, 이는 '기허를 보함'에 대한 해석으로 보아야 한다. 즉, 기氣는 밖(外)의 형形으로 향해 운동

하므로 기를 보하면 밖의 형이 강해져서 외사에 대해 쉽게 침습을 받지 아니한다.

④ 형은 기의 끊임없는 보충에 의해 유지되는데, 이는 기취즉형氣聚則形의 활동적 측면이다. 즉 기는 유행 확산이 자신의 본성이라 중에서 생긴 기는 유행 확산(營・宗氣의 관계에서 보듯이)에 의해 외형을 유지한다.[39]

　＊참고: 우리 몸의 기는 비위의 영기營氣로 사람은 수곡음기水穀飮氣를 섭취하여 부숙화영腐熟化營하여 자신에게 필요한 기를 생성・공급한다. 그러므로 형수形瘦는 기의 보충이 적은 것이고 형비形肥는 기의 보충이 많은 것이다. 물론 여기에서도 몸의 중정성(몸집이 큰 사람과 적은 사람 등)에 개별적인 차이(체질의 차이 등)는 있다.

⑤ 황기의 보기하는 작용은 고표固表하는 데 있지 그 자체가 보양기補陽氣하는 것은 아니다.

　＊참고: 생기生肌작용에서도 황기는 우리 몸의 형을 덮어 감싸서(蓋天說에서의 天이 地를 덮고 있듯이) 외부에서 고표固表하여 내부의 열을 이용하여 생기하는 것이다. 그러므로 종양이 나아 갈 때, 살이 차오를 때, 수술 후에 상처를 빨리 아물게 하고 반흔을 줄여 줄려고 할 때 황기를 쓰는 것이다.

⑥ 인삼・황기의 생진지갈生津止渴하는 사화작용은 그 자체의 능력이 아니다. 인체는 기가 부족하더라도 자신이 하고자 하는 노력을 수행한다. 자체의 정기正氣가 부족한데 기를 과도하게 쓰면 허화가 생긴다. 이때 정기를 보기補氣하면 노력량과 일치하게 되므로 허화가 자연 없어지므로, 이를 사화라 한 것이다.

---

39) 이러한 관점이 形瘦人에게 보기약을 써야 하는 근거가 된다.

* 참고: 여름에 갈증을 느끼거나(예: 生脈散) 오래된 폐결핵이 나은 후 당뇨로 몸무게(形)가 많이 줄어든 경우에 진액이 부족하고 갈증을 느끼는 경우에도 이러한 원리가 응용된다.

⑦ 인간이 자신의 개체적인 정체성을 보존하고 유지하는 데 있어 그 상황에 맞는 적절한 상태를 중정성이라 한다. 이러한 중정성의 이상은 변화된 기의 상태를 드러낸다. 변화된 기의 상태를 파악하여(진단) 원래의 상태로 되돌리는(치료) 것이 보약이 하는 역할이다. 우리 몸을 구성하는 제 요소와 그것들의 연관은 총체적으로 기의 변화를 드러내게 되므로 진단은 그러한 바를 총체적으로 살펴보아야 하고 치료의 원칙과 처방을 선택하고 약물을 가감하는 것은 그 상태에 맞게 적절하게 행해져야 한다. 예를 들어, '형수形瘦한가 형비形肥한가, 기가 아래로 쳐져 있는가 위로 올라가 있는가, 기와 혈이 부족한가 유여한가, 장부는 정상적으로 역할·기능을 하고 있는가, 외부의 상황에 적절히 대처하고 있는가, 외부의 사기는 침입하지 않았는가, 외부로부터 손상된 부분은 없는가, 음식·기거·노동·운동·휴식·성생활은 적절한가, 기호에 탐닉하지 않는가' 하는 것들을 살펴보아야 한다. 이에 따라 상한傷寒, 장부臟腑, 경락經絡, 내상內傷, 외감外感, 온병溫病 등의 한의학의 이론·경험을 동원하여 병을 살펴서 중정성에 이상이 드러나고 그 기의 상태가 자신의 중립선 아래로 내려가 있으면 기허증이 드러내는 상태에 따라 적절한 처방과 약물을 선택하여 치료에 임하는 것이다.

(6) 보기약 사용설명서 도식

① 중립선과 중정성

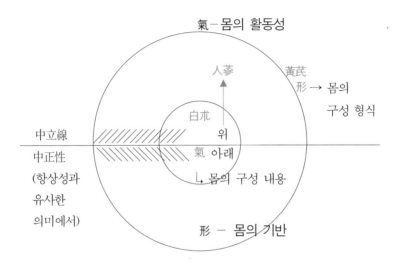

② 인삼 황기의 작용 연관

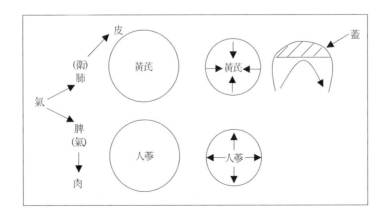

2. 보혈약補血藥

1) 보혈약 제품설명서

(1) 당귀當歸

① 당귀의 상象

보혈약은 당귀, 천궁, 백작약, 숙지황이 중심이다. 혈이 허한 상태에 쓰는 약이다. 이 약들이 모여서 사물탕을 구성한다. 하지만 이 네 가지 약물은 상호 역할이 다르다. 당귀는 보혈약의 중심 약물이다. 인신기혈의 의미에서 혈의 의미를 한몸에 안고 있는 약물이 당귀다. 한몸에 담고 있다는 것을 옛날 사람들은 '당귀두當歸頭는 지혈止血하고, 당귀신當歸身은 보혈補血하고, 당귀미當歸尾는 거어祛瘀한다'고 개념화했다. 이를 통해 혈의 의미의 총체성을 당귀 안에 담보해 나간 것이다. 그러므로 당귀는 활혈活血하는 약이다.

형태에 따른 특성과 복용법

당귀의 운용은 대변과 부종의 상태에 따라 부위와 용량을 적절히 선택한다.

• 당귀두當歸頭 → 지혈止血(當歸六黃湯)
  지혈의 효과가 크다. 당귀육황탕當歸六黃湯은 육혈衄血을 치치治하는데 당귀두는 상부上部에서 작용하여 육혈을 지止한다.

• 당귀신當歸身 → 보혈補血(四物湯)
  인체의 중中은 혈과 기를 조절하는 추뉴樞紐가 되는데 당귀신은 이러한 작용의 바탕이 된다. 그러므로 보중익기탕補中益氣湯의 당귀나 사물탕四物湯의 당귀

는 신身으로서 보한다.

> ・당귀미當歸尾 → 거어祛瘀(當歸鬚散)
>
> 미尾는 하下에서 작용하므로 활혈活血하여 거어祛瘀하는 작용이 강하다. 아래로 내리는 기능이 있어 변비에 윤장활혈潤腸活血하는 데 쓰고 당귀수산當歸鬚散에서 타박 어혈을 몸의 전반적 영역에서 밖으로(下로) 밀어낸다.

궁금합니다

Q 보중익기탕補中益氣湯에서 당귀를 쓰는 이유는 무엇입니까, 보중익기탕은 내려온 것을 끌어올리는 데 쓰는 약이라고 했는데, 보혈해 주는 당귀신當歸身을 왜 씁니까?

입에서 항문까지 일관체계에서 양극단을 왔다 갔다 하면서 조절하는 것이 중기中氣. 중기를 장부로 보면 비위다. 조절의 주체는 중기이지만 조절하는 구조물은 장부관계에서 비위다. 비위라는 것은 혈과 기를 잘 운용하는 것이다. 결국 중기가 조절하는 것은 입에서 항문까지의 기운을 조절하지만 이것을 조절하는 내용물은 결국 기혈이다. 기혈이라고 하는 것이 중에 있어서 좌우와 상하를 조절하는 것이다. 여기서 좌우는 결국 기혈이다. 비위 중기에 있어서 비기脾氣가 백출이라면 이때 비혈脾血은 당귀이다. 결국 백출과 당귀는 중中에 속한다. 중中을 좌우로 나눈다면 좌는 당귀고 우는 백출이다. 그러나 실제로 좌백출 우당귀라고 하는 것은 좌승左升이고 우강右降이기 때문에 그렇게 말하는 것이다. 여기서 구성적 속성에서 따지면 좌당귀左當歸 우백출右白朮이다. 결국 보중익기탕에서 보중補中을 하기 위해 당귀신을 쓰는 것이다.

② 당귀의 위상과 역할

㈎ 당귀 스스로의 위상과 역할

당귀는 여자 제허부족諸虛不足을 보하는[40] 약물이다. 여기서 제허부족의 의미는 여자의 경대태산經帶胎産의 바탕에는 혈이 있다는 것이다. 여자는 혈이고 남자는 기라는 관념이 깔린 표현이다. 혈은 부족해지기 쉬우나 유여하지는 않다. 조경탕調經湯, 불수산佛手散 등의 경대태산과 관련되는 처방들이 모두 혈을 보하는 당귀를 위군爲君으로 하고 있다.

㈏ 배오配伍에 따른 당귀의 작용 변화

당귀의 위상과 역할에 따른 약리작용은 다른 약물과 만나면 변화한다. 당귀가 인삼·황기를 만나면 보기생혈하지만, 견우자·대황을 만나면 행기파혈한다.[41] 계지·부자·오수유를 만나면 소복에 작용하여 몸을 따뜻하게 하지만, 대황·망초를 만나면 몸을 차게 하여 대변이 통하게 설사[42]를 시킨다.

---

40) 功專 治女子 諸虛不足.
41) 得人蔘 黃芪 補氣生血 同牽牛 大黃行氣破血.
42) 得桂附 茱萸則熱 得大黃 芒硝則 寒滑大腸.

㈐ 방제 속에서의 당귀의 위상과 역할

㈀ 당귀의 위상과 역할이 방의 의미와 동일하게 드러나는 경우

- 사물탕四物湯－혈허血虛(肝血虛).
- 당귀보혈탕當歸補血湯(當歸, 黃芪)－보기생혈補氣生血.
- 당귀건중탕當歸建中湯－혈허복통血虛腹痛, 산후복통産後腹痛.
- 당귀수산當歸鬚散－타박打撲 어혈瘀血.
- 당귀작약산當歸芍藥散－월경복통月經腹痛, 산후복통産後腹痛.
- 불수산佛手散(當歸, 川芎)－난산難産(治縮胎易産).

㈁ 당귀산當歸散

- 구성: 當歸, 黃芩, 白朮, 白芍藥, 川芎 각 2돈.

㈂ 당귀보혈탕當歸補血湯

- 구성: 當歸, 黃芪 (加 柴胡, 升麻).

＊참고: 『中醫論文』에서는 신중신중身重, 사지통四肢痛, 식욕부진, 기면, 무력, 흉만胸滿, 단기短氣, 맥현침삭脈弦沈數, 점조粘稠한 담痰, 해수咳嗽, 빈뇨頻尿, 변비便秘, 농혈배출膿血排出에 쓰는 것으로 이해하고 있다.

▶ 사물탕

- 해설
  ㈀ 補血 治一切失血體弱 或血虛發熱 肝邪升旺 或癰疽潰後 哺熱作渴 婦人月經不調 臍腹疼痛 腰中疼痛 或崩中漏下 或胎前腹痛下血 産後血塊不散 惡露 凡屬於血液虧少之病 皆可治(『和劑局方』).
  ㈁ 通治血病(『方藥合編』, 上68).

▪구성

 (ㄱ) 熟地黃·當歸 각 3돈, 白芍藥 2돈, 川芎 1돈반(『和劑局方』).

 (ㄴ) 熟地黃·白芍藥, 川芎, 當歸 각 1돈2푼반(『方藥合編』).

[사물탕은 혈허증血虛證에 쓰는 대표적인 처방이다. 1돈2분반의 분량은 네 가지의 약물이 각기 목화금수의 성격을 가지는바, 토의 의미인 5수數(土)를 나타내기 위해(1.25*4=5) 정해진 약물분량으로 사물탕이 모든 병증에 사용 가능한 통치방通治方임을 나타내고 있다. 해설제공: 최홍식]

▪가감加減(『方藥合編』)

 (ㄱ) 脚痛血熱 加 知栢牛膝.

 (ㄴ) 虛痒 加 黃芩 浮萍草末.

 (ㄷ) 春倍川芎 夏倍芍藥 秋倍地黃 冬倍當歸.

 (ㄹ) 春加防風 夏加黃芩 秋加天門冬 冬加桂枝.

 (ㅁ) 血虛經水不調 加 香附子 益母草 吳茱萸 肉桂 人蔘之類.

▪처방 해설

 사물탕四物湯은 혈허증血虛證의 기본방基本方이다. 장부학臟腑學에서는 간肝의 기본방이다. 혈血은 정精으로부터 내원來源하므로 숙지황熟地黃으로 보補(補血)하고, 혈血은 길을 따라 경락손맥經絡孫脈을 주행하여 신체의 전반적 기능활동이 가능한 토대를 제공하므로 이러한 기능활동과 유사한 상을 지닌 당귀當歸로 주主(補血 活血 和瘀)하고, 기행즉혈행氣行則血行이므로 혈분血分의 기약氣藥(行氣 行血)인 천궁川芎으로 기氣를 순행하게 하고, 기혈의 순행을 방해하는 일체의 긴장을 풀어내는(緩筋肉) 백작약白芍藥으로 사물탕을 구성한다.

 (2) 천궁川芎

 ① 천궁의 상象

 천궁은 혈분지기약血分之氣藥이다. 혈분의 의미는 인신혈기人身氣血

의 혈을 의미한다. 기약의 의미는 혈을 잘 행하게 한다는 의미다. 기행
즉혈행氣行則血行인데 혈분에서 행行하니까 행혈行血이다. 천궁이 하는
역할은 두 가지다. 행혈하고, 두통을 진통한다. 그것밖에 없다.

② 천궁의 위상과 역할

㈎ 천궁 스스로의 위상과 역할

천궁은 료부인혈폐무자療婦人血閉無子하고 치여자제허부족治女子諸
虛不足하는 약물로서 부이승양浮而升陽하여 일체면一切面 · 일체기一切
氣 · 일체혈一切血 · 파숙혈破宿血 · 양신혈養新血하는[43] 데 사용한다. 우
리 몸의 중中(土)의 의미를 혈 중심으로[44] 보면 중의 기혈관계는 천궁
이 기氣로, 당귀가 혈血로 설정된다. 혈은 여자(經帶胎産)의 바탕이므로
천궁은 여자 제허부족으로 인한 혈행장애[45]를 개선하여 기혈의 순행
을 순조롭게 한다.

㈏ 배오配伍에 따른 천궁의 작용 변화

천궁의 위상과 역할에 따른 약리작용은 다른 약물과 만나면 변화한
다. 천궁이 세신을 만나면 칼, 창, 화살 등에 의해 생긴 상처의 회복을
돕고,[46] 모려를 만나면 두풍을 해소하고,[47] 서각을 만나면 담을 제거

---

43) 『湯液本草』.
44) 이 책의 '제2부 치방편, 2장. 진단 · 치법의 실제, Ⅲ. 오장의 기본방, 1. 간의 기본방' 참조.
45) 陰虧氣鬱, 解除鬱而通. 若助淸陽之氣而能令氣行血調者, 非川芎而誰齊.
46) 得細辛 療金瘡止痛.
47) 得牡蠣 療頭風.

하고 눈을 맑게[48] 한다. 오약을 만나면 두부頭部의 기울氣鬱을 소통[49]
한다.

---

*참고: 천궁의 두통 부위별 배합 원칙

　㈀ 太陽(後頭)痛 加 藁本

　㈁ 陽明(前頭) 加 白芷

　㈂ 少陽(側頭) 加 柴胡

　㈃ 太陰(前頭)頂 加 半夏

　㈄ 少陰(頭面) 加 細辛

　㈅ 厥陰(頭冷) 加 吳茱萸

㈐ 방제 속에서의 천궁의 위상과 역할

㈀ 사궁산莎芎散: 치육혈治衄血[50]

천궁이 들어가는 대표적인 처방이다. 코피를 멈추게 한다. 향부자香
附子·천궁의 이미방二味方이다. 향부자는 행기약 중 행기하는 힘이 가
장 강한 약물이고 천궁은 행혈약의 기본약물이다. 향부자는 상上에서
하下로 천궁은 중中에서 상上으로 작용하니, 일체의 막힘을 뚫어 기와
혈이 잘 행할 수 있게 해서 코피를 멈춘다. 코피는 화를 터트려서 화를
삭이는 사혈법이나 마찬가지다. 기행을 시켜 혈행을 시키면 화가 조절
되는 원리이다. 사궁산만 쓰는 경우는 별로 없고 몸이 허하기 때문이므
로 다른 약과 섞어서 쓴다. 우리 한방은 확 틀어막는 것이 아니라 행하
게 해서 조절하는 것이다.

---

48) 得生犀角 去痰淸目.
49) 得烏藥 療氣厥頭痛 目淚多涕.
50) 『方藥合編』, 下59.

(ㄴ) 천궁다조산川芎茶調散 |『和劑局方』

- 방해: 丈夫婦人 諸風上攻 頭目昏重 偏正頭痛 鼻塞聲重 傷風壯熱 肢體煩
疼 肌肉蠕動 膈熱痰盛 婦人血風攻注 太陽穴疼 等 風氣를 感하여
發한 諸症을 치료한다.

▷ 천궁다조산은 머리 아픈 데 쓰는 약이다. 여기서의 천궁은 일체풍
一切風, 일체혈一切血, 부인일체혈울婦人一切血鬱, 일체기一切氣(開
鬱, 血中氣藥), 일체노손一切勞損을 치료함을 의미한다.[51] 천궁의
개울開鬱하는 약성은 간풍肝風을 온산溫散하는 것에 기인한다.

(ㄷ) 청상견통탕淸上蠲痛湯 |『方藥合編』, 中116

- 방해: 治一切頭痛 新久左右 皆效.

(ㄹ) 궁귀탕芎歸湯(血自下) |『方藥合編』, 上112

- 방해: 治産前後諸疾 及血暈 不省 橫 逆 死胎不下 血崩不止 臨月服之 縮
胎易産 産後服之惡.

* 해설: 궁귀탕은 천궁·당귀가 각 5돈으로 같고, 불수산佛手散은 당귀가 6돈·천
궁이 4돈으로 약미藥味의 중량이 다르다.

(3) 백작약白芍藥

① 백작약의 상象

백작약은 완근육緩筋肉이라는 상을 잡아야 한다.

---

51) 윤길영, 『東醫臨床方劑學』(한성사, 1985), 205쪽.

형태에 따른 특성과 복용법

• 생작약生芍藥 – 하리후중下痢後重 생용生用

작약은 복부 통증을 진정시키는 요약要藥으로 긴장성 복통(配 炙甘草)으로부터 세균성 이질(配 黃連)에 이르기까지 광범위하게 활용할 수 있지만 증症에 화火가 드러나면 생작약을 쓴다.

• 작약미초芍藥微炒 – 입약초용入藥炒用, 혈분초초血分醋炒

작약의 통증 완화는 근육의 긴장을 풀어주는 데서 찾을 수 있다. 완근육緩筋肉하는 데는 미초微炒가 낫다. 생작약은 약성이 차서 설사의 우려가 있으므로 이때는 미초한다. 작약은 인삼·백출과 배합되면 보비補脾하고, 방풍과 배합되면 온경산습溫經散濕하는데, 이때에는 미초가 좋다. 대체로 미초해서 쓰는 게 낫다.

② 백작약의 위상과 역할

㈎ 백작약 스스로의 위상과 역할

백작약은 제간보비制肝補脾[2]하는 약물로서 완근육하고 수렴한다. 백작약이 제간制肝하는 것은 간은 파극지본罷極之本인데 백작약이 피로로 인해서 생기는 긴장을 풀어 주기 때문이다. '제制'라는 것은 조절한다는 뜻이다. 노동량을 조절해야 하는데, 이것이 잘 안 될 때 잘 조절되게 하는 것이 백작약이다. 백작약이 보비補脾하는 것은 강江의 강둑에 비유할 수 있다. 혈은 물길이어서 강둑 사이를 지난다. 백작약은 이때 강둑을 잘 조절한다는 의미다. 강둑이라는 내용이 우리 몸에서 형形에 속한다. 그러므로 형인 강둑은 우리 몸의 비脾에 의해 충실해진다. 강

---

2) 王好古,『東垣十種醫書·湯液本草』(大成文化社, 1991).

둑을 충실하게 한다는 의미에서 보비補脾라 썼다. 강둑이 부실하면 강물이 범람한다. 혈이 넘치게 된다. 이를 비불통혈脾不統血이라 한다. 그런데 백작약은 다음의 두 가지 기능을 통해 강둑을 충실하게 한다. 먼저 하나는 완근육緩筋肉의 의미인데, 서로 뭉쳐 있는 흙을 잘게 부수고 부드럽게 하여 강둑에 적합한 흙으로 만드는 것이다. 다른 하나는 수렴收斂인데, 강둑이 제 모습을 갖출 수 있도록 틀을 단단하게 만드는 것이다.

㈏ 배오配伍에 따른 백작약의 작용 변화

백작약의 위상과 역할에 따른 약리작용은 다른 약물과 만나면 변화한다. 백작약이 인삼과 만나면 비양의 운수를 돋우고,[53] 당귀를 만나면 혈을 기르고,[54] 백출을 만나면 비토를 풍부하게[55] 하고, 천궁을 만나면 간의 억울함을 풀어 주고,[56] 감초를 만나면 복통을 멈추게[57] 하고, 황련을 만나면 이질을 멈추고,[58] 대추·생강을 만나면 온경산습[59] 한다.

㈐ 방제 속에서의 백작약의 위상과 역할

㈀ 작약감초탕芍藥甘草湯(복통, 근육통) │『方藥合編』, 上86

---

53) 得人蔘 補脾.
54) 得當歸 養血.
55) 得白朮 補脾.
56) 得川芎 瀉肝.
57) 得甘草 治腹痛.
58) 得黃蓮 止痢.
59) 得薑棗 溫經散濕.

- 방해: 甘者己也 酸者甲也 甲己化土 此仲景妙用也 酸以收之 甘以緩之.

(ㄴ) **황금작약탕**黃芩芍藥湯(급성장염) | 丹溪心法方. 『方藥合編』, 下93
- 방해: 治下痢膿血 身熱腹痛 脈洪數.

(ㄷ) **쌍화탕**雙和湯(犯房傷寒) | 『和劑局方』
- 방해: 1) 補血益氣 治大病後 虛勞氣乏.60)
         2) 氣血俱傷 或房室後 勞役 或勞役後犯房 及大病後 氣乏自汗 —
            寶鑑.61)
- 구성: 白芍藥(酒炒) 2돈반, 熟地黃(酒洗)·黃芪(蜜炙)·當歸(酒洗)·川
       芎 각 1돈, 桂皮·炙甘草 각 7푼, 薑三棗二.

▶ 쌍화탕은 사물탕四物湯과 황기건중탕黃芪建中湯을 합방合方한 처
  방으로, 방실房室 후後에는 음허화동陰虛火動하여 끈끈하고 칙칙
  한 땀이 나고 목이 마르고 복직근腹直筋이 굳으며 허리와 무릎이
  뻐근하고, 마치 몸살과 같은 증상을 보일 때 쓴다.
  『동의보감』'쌍화탕'의 특징은 백작약이 군약君藥인데 2돈반이 들
  어간다. 많이 넣는 이유는 남녀관계가 많으면 복직근이 긴장되므
  로 백작약을 많이 넣는다. 땀이 삐질삐질 나므로 황기가 들어가
  고, 양기 방사를 많이 했으니까 신양을 돋우는 육계 같은 약물이
  들어가고, 정을 많이 낭비했으니까 숙지황을 넣는 것이다. 쌍화탕
  은 범방상한犯房傷寒의 상황과 딱 맞다.

---

60) 『和劑局方』.
61) 『方藥合編』, 上31.

(4) 숙지황熟地黃

① 숙지황의 상象

숙지황은 정精을 보補하는 약이다. 보정補精함으로써 보혈補血하는
것이다. 정精이란 혈血의 '정미精微'한 것이다. 생명탄생의 근원이고 뇌
수腦髓의 근원이다. 따라서 숙지황은 생정전수生精塡髓한다는 상을 잡
아야 한다. 정혈동원精血同源에 따라 정을 보하는 숙지황은 혈을 보한
다. 신정腎精은 간혈肝血의 바탕이 되고 간은 혈을 장藏하여 생명활동
의 재료를 간직한다. 모든 화火의 활동은 무언가를 태워서 얻는데, 그
태울 수 있는 무엇이 정이다.

형태에 따른 특성과 복용법

· 숙지황은 젤리와 같은 고제이므로 탕으로 복용하면 보정補精, 보혈補血하고
그냥 먹으면 머리칼이 검어지고 윤기 나게 하며 끓이면 환약을 버무리는 데
쓸 수 있다.

· 생지황은 절구에 찧어서 쓰는데, 동상 등으로 붉고 열나는 데 소종消腫, 활혈活
血하는 데 쓰고, 활혈하여 보수補髓하고자 할 때는 경옥고처럼 고아서 먹는다.

· 생건지황生乾地黃은 지황을 그늘에 말린 것으로 음허화왕陰虛火旺으로 인해
위胃와 간肝에 열이 뜨면 화火를 내릴 목적으로 쓴다. 현훈眩暈 등의 증상에
생건지황을 쓰는 이유가 바로 이것이다.

---

② 숙지황의 위상과 역할

㈎ 숙지황 스스로의 위상과 역할

숙지황은 생정전수生精塡髓[62]하는 약물이다. 생정전수란 정精을 생

生하고 수髓를 보충補充한다는 의미이다. 인신의 기반(腎은 五臟六腑의 精을 藏하고 再創出의 기반이 된다)이 무너졌을 때 다시 일으키고 채워주는 데 쓰는 약이다.

⑷ 배오配伍에 따른 숙지황의 작용 변화

숙지황의 위상과 역할에 따른 약리작용은 다른 약물과 만나면 변화한다. 숙지황이 사인을 만나면 행기[63]하고, 나복자를 만나면 지수거담[64]하고, 맥문동을 만나면 자음윤폐[65]한다.

⑸ 방제 속에서의 숙지황의 위상과 역할

숙지황이 들어간 방제 중에서 가장 의미가 있는 방제는 역시 육미六味와 팔미八味다. 보신수補腎水, 보신양補腎陽의 의미를 가진다. 이를 좌신수左腎水, 우명문右命門의 생리인식 속에서 그것이 조금 더 보강한 것이 좌귀음左歸飮, 우귀음右歸飮이다.

㈀ 육미지황원六味地黃元 │『方藥合編』, 上40
  ・방해: 治腎水不足[○加五味子四兩名(腎氣丸) 此乃滋肺之源 以生腎水 ○ 加肉桂附子炮各一兩 名(八味元) 治命門 陽虛 ○ 陰虛浮腫加 牛膝 車前子名(金匱腎氣丸) ○ 遺尿無度 去澤 加益智仁 ○ 老人及孕婦 轉脬 倍澤瀉 ○ 冷淋 先寒戰 不得洩 宜八味元].

---

62) 『湯液本草』.
63) 得砂仁 行氣.
64) 得蘿蔔子 止嗽祛痰.
65) 得麥門冬 滋陰潤肺.

ⓛ 우귀음右歸飮│『方藥合編』, 上46

· 방해: 此益火之劑 治陽衰 陰勝

2) 보혈약 사용설명서

보혈약은 사물이 기본이다. 이들의 운용을 통해 우리 몸의 혈의 기능과 의미를 드러낸다. 보혈약의 인식 기준은 혈 중심이다. 인신기혈의 틀 속에서 혈을 중심으로 다양한 이론들을 포섭한다.

(1) 인신기혈人身氣血의 인식

인신기혈은 짝 개념(陰陽者 氣血之男女也)이다. 같이 가는 개념(氣行則血行)이다. 분리할 수 없다. 분리는 인식의 편의성 때문이다. 우리 몸의 기의 상태를 기와 혈로 분리하여 보면, 기는 기의 활동성을, 혈은 질을 갖춘 형질성으로 드러나는 것이다. 보혈약이라는 것도 따라서 기 개념이 들어와 있다. 혈을 약하게 돌리면 당귀이고, 강하게 돌리면 천궁이다. 잘 가게끔 주변을 정리하고 부드럽게 하는 것이 백작약이다.

· 기혈을 음양陰陽의 관점에서 구분하여 이해하면 기는 양적이요, 혈은 음적이다.
· 기혈 자체의 특성을 가지고 기의 음양과 혈의 음양을 이해하면 기는 동動하여 산散하면 양이지만 취聚하여 정靜하면 음이 된다. 혈은 물질적 형태를 띠고 있으므로 음이지만 유동流動하는 특성으로 보면 양이다. 또한 혈은 액체성분으로 그 자체로 보면 공간에서 윤하潤下하는 성질을 가지지만 맥관 내에서는 종기宗氣의 추

동하는 작용(심장의 박동)에 의해 맥관 내를 흐른다.

· 기는 순환에 있어 일정한 흐름이 있을 뿐 순환하기도 하고 외산外
散하기도 하는 데 반해 혈은 길을 따라(길이 넓고 크든, 좁고 가늘든)
순환한다.

궁금합니다

Q 기혈이 같이 가는 개념이라고 했는데, '기행즉혈행氣行則血行'이라는 말에는
기氣가 먼저라는 선후관계가 뚜렷하지 않습니까?

　기氣를 중심으로 보면 '기행즉혈행氣行則血行'이고, 혈血을 중심으로
보면 '혈행즉기행血行則氣行'인 것이다. 인신기혈은 인신의 구성과 기능을
요소적으로 인식한 것으로 둘은 같이 가는 개념이다. 무엇을 중심에 놓고
보느냐 하는 문제이지 선차성을 의미하는 게 아니다.

Q 보혈약 사용설명서에 '인신기혈의 인식'이라는 항목을 넣은 이유는 무엇입니까?

　인신기혈의 입장도 음양적 사유체계에 속하기 때문에 기혈 속에 다시
기혈이 분화되는 것이다. 즉, 혈 중심으로 보면 혈의 개념 속에 기의 개념
이 전제되어 포함되어 있기 때문이다. 이 둘은 분리되지 않는다. 보혈약
사용설명서에는 혈을 중심으로 설명했기 때문에, 혈血개념 안에 기혈氣血
이 들어 있다는 것을 알아야 한다는 것이다. 예를 들어, 사물탕 안에 천궁
과 당귀는 사물이라는 혈의 개념 안에 다시 기氣−천궁과, 혈血−당귀로
나눠지는 것이다.

Q 혈을 중심으로 본다는 것이 무슨 뜻입니까?

　혈을 전체 세계의 상象의 의미로 보는 것이다. 이렇게 하면 혈의 유동
성은 기氣, 혈의 점조성은 혈血이라는 것을 알 수 있다.

Q 혈이 부족해서 사물탕을 투여할 수도 있지만, 혈을 중심으로 보면 우리 몸 전체를 사물탕으로 치료한다는 개념이 성립될 수 있다는 말입니까?

기혈이 짝 개념이란 점을 배제하고 중심성을 우위의 의미로 보면 그런 논리가 성립할 수도 있지. 그래서 임상가에 '김사물'[66]같은 이가 출현하는 것이다.

Q 이 부분이 너무 어렵습니다.

3가지 개념이 들어 있기 때문이다. 첫째, 우리 몸은 기혈의 상호관계로 구성되어 있다. 둘째, 우리 몸을 혈 중심으로 보면, 혈 자체가 전체성이므로 그 안에 기와 혈이 있다. 셋째, 혈이라고 하는 체계 속에서 볼 때 심혈관계를 흐르는 구체적인 혈액을 혈이라고도 한다.

Q 첫째 개념에서 우리 몸이 기혈로 이뤄져 있다면, 환자가 왔을 때 기허氣虛하면 사군자탕, 혈허血虛하면 사물탕인 것이고, 둘째 개념인 혈을 중심으로 본다면 사물탕 하나를 가지고 다양한 변증에 따라 가감해서 처방을 내릴 수 있다고 이해하면 되는 겁니까?

그렇게 이해해도 된다.

(2) 혈血

① 혈의 음양陰陽

혈血은 유동하는 기氣의 측면에서는 양陽이다. 혈의 유동하는 기의 특성은 파동성을 가지는 데 있다. 혈은 맥관 내를 운행하고 파동성을

---

66) 이들에 의해 사물탕의 운용이 다양해지고 정밀해졌다(윤길영 『東醫臨床方劑學』의 '사물탕조문' 참조 바람).

가지므로, 이를 응용하여 맥진 등의 방법들이 발달하게 된 것이다.

혈은 형을 이루는 구성성분의 측면에서는 음陰이다. 점조粘稠한 특성을 갖는다. 이 때문에 유동성이 부족하면 괴塊를 이루기 쉽다. 그래서 어瘀의 개념이 생기는 것이다.

② 혈의 구성요소

(ㄱ) 기氣: 혈의 유동하는 특성을 이룬다. 전신에 두루 미치지 않는 곳이 없다. 혈의 본성이다. 혈의 구성요소에 기가 들어간다는 것을 꼭 이해해야 한다. 당귀·천궁이 왜 혈약인지 이것을 알지 못하면 이해할 수 없다.

(ㄴ) 영營: 혈의 점조한 특성을 이룬다. 전신을 영양한다. 인신의 각 부분은 혈이 아니고는 그 영양을 공급받을 수 없다.

(ㄷ) 진액津液: 혈의 구성성분의 가장 큰 부분은 진액이다. 혈액의 기화가 수계노선水系路線과 유사한 특성을 갖는 이유이다. 맥관계통脈管系統의 종횡하는 순환체계는 이후에 경락계통經絡系統을 형성하는 기본적 틀을 제공한다. 그래서 경락이론의 발생 초기에는 경락의 순행방향이 모두 향심성向心性 노선이었다. 이것이 경락계통으로 가면서 『주역참동계』 이후에 십이경락 위주로 순행방향이 종주從走·순환하는 노선으로 바뀌었다.

③ 혈의 장부관계

(ㄱ) 간장혈肝藏血: 혈액의 저장·순환·조절을 통해 우리 몸의 정상

적 활동바탕을 유지한다. 결국은 피로와 관련되는 게 간이고, 간과 관계되는 게 혈이다. 결국은 보약이라는 것이 피곤해서 오는 것이므로 결국 혈의 문제이다.

(ㄴ) 심행혈心行血: 우리 몸의 위기胃氣는 심心의 행혈작용行血作用에 의해 전신으로 산포散布되고 순환한다. 경맥의 흐름은 위기胃氣의 상태를 드러낸다. 위기의 다양한 상태의 표현이 맥상脈狀이고, 이는 혈이 경맥을 순환하게 하는 심의 행혈작용에 의존한다.

(ㄷ) 비통혈脾統血: 혈액은 관내管內를 흐른다. 관의 크기가 대하大河처럼 크든 눈에 보이지 않을 정도로 가늘든(대동맥이든 모세혈관이든) 상관없이 관내를 흐르므로 외일外溢하지 않아야 한다. 맥관을 유지하고 보호하는 것이 비장脾臟의 역할이다.

(3) 당귀當歸와 천궁川芎

· 우리 몸은 기혈이라는 두 기둥을 갖고 있다. 정精으로부터 분화된 기혈 이기二氣는 몸의 근간을 이룬다. 혈을 구성·물질적 측면에서 보면 혈이고, 기능·활동적 측면에서 보면 기이다. 이를 '혈중지혈血中之血, 혈중지기血中之氣'라 한다. 혈이 허하면 혈중지혈은 당귀가 보하고 혈중지기가 허하면 천궁이 보한다.

* 해설: 혈은 몸의 근간이니 그 위位는 중中이고 중中의 음양陰陽이 '혈중지혈血中之血, 혈중지기血中之氣'이다. 이로부터 상행上行, 하행下行, 중中에서 외外로, 외外에서 중中으로 순환하여 몸의 기혈 순환·조절을 유지한다.

· 당귀가 중中인데 하행下行하는 이유: 당귀는 혈의 바탕을 이루므로 전신에 관계하지만 혈은 물과 같이 유동성 물질로서 윤하潤下한다. 위에서 아래로 흐르므로 심心 중심에서 수계노선과 같이 폐로부터 위에서 아래로 흐르는 것으로 보았다. 이것이 폐조백맥肺朝百脈이다. 실제로 혈액순환은 폐순환을 통해 외기外氣를 공급받는다. 혈에 의한 기의 전신 순환은 수계기화노선水系氣化路線과 유사한 형태를 띤다.

  * 해설: 당귀는 중에 있고 하행하므로 음식물의 전도傳導·전화傳化에도 관계한다. 중中은 입에서 항문에 이르는 일관계통을 따라 기가 흐르는데 혈이 함께 작용하는 것이다.

· 당귀가 중中인데 상행上行하는 이유: 혈은 중에서 영營·기氣·진액津液의 결합에 의해 생생生하는데, 이는 상행上行하여 심心에 보내져서 전신으로 수포輸布한다. 당귀가 비경脾經과 심경心經에 입하여 혈을 비에서 생하여 심으로 전하니 상행하는 것이다.

  * 해설: 비위(중)는 기를 폐로 혈을 심으로 보내어 전신의 기혈순환의 바탕이 된다.

· 당귀가 활혈活血하는 까닭: 당귀는 보혈補血, 거어혈祛瘀血하므로 활혈한다고 한다. 혈은 구성물질적이면서 유동하므로 혈의 기혈적氣血的 의미를 담아 당귀를 '활혈'이라 한 것이다.

· 당귀는 하행下行하니 변비에 쓸 수 있고, 천궁은 상행上行하니 두통에 쓸 수 있다.

(4) 정精과 기혈氣血의 관계

· 정精을 우리 몸의 근원적 바탕으로 보면 정은 원元이 되니 정으로부터 분화된 기혈은 원양元陽과 원음元陰으로 된다. 원양은 명문화命門火이고 원음元陰은 신수腎水이다. 원양은 육계肉桂로 보하고 신수는 숙지황熟地黃으로 자滋한다.

· 정精을 우리 몸의 바탕·근원으로 보는 것은 인신을 음陰 중심으로 혈血 위주로 본 것이다. 음을 인식의 기준으로 두면 정精은 혈血의 바탕이고 혈血은 기혈氣血의 바탕이다.

精	血	血中之血	當歸	下行
		→ 中	全身
		血中之氣	川芎	上行

(5) 정精·기氣·신神·혈血의 관계

· 인신기혈人身氣血 중 혈血의 정미精微함이 정精이고, 기氣의 발현發顯함이 신神이다. 정·혈은 하부토대가 되고 신·기는 상부발현이 된다. 이는 공간에서 정·신은 상하축上下軸으로 혈·기는 좌우축左右軸으로 된다. 혈血은 정精으로부터 나오고 기氣는 신神으로부터 나온다. 인체 생명활동은 정精을 바탕으로 몸의 기능활동으로 드러나니 몸의 기능활동은 기혈氣血이다.

· 정精·혈血·기氣는 골수骨髓·기육肌肉·피부皮膚로 그 형을 드

러낸다. 정정精−골수의 부족은 숙지황이 보하고, 혈血은 당귀가 보하고, 기육은 백작약이 완완緩하고 기기氣−피부는 천궁이 보한다.

*몸의 바탕과 기능활동은 모두 사물四物로 보하니, 형기形氣를 보함에는 사물이 온전하다.

(6) 맥관구조脈管構造로 본 사물탕의 도식

肌肉—白芍藥

脈管　血−當歸　川芎−氣

肌肉—白芍藥

맥관구조로 사물탕을 도식화해 보았을 때 맥관 안에서 흐르는 혈 속에서 혈적인 기능를 담당하는 것이 당귀이고, 기적인 기능을 담당하는 것이 천궁이다. 맥관을 둘러싼 기육을 담당하는 것은 백작약이다. 숙지황은 좀 더 근원적인 바탕이 된다.

(7) 형形과 기氣의 요소로 본 사물탕의 도식

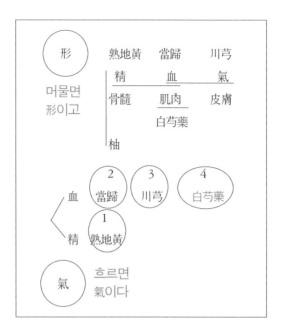

형形과 기氣의 요소로 보았을 때 머물면 형이고 흐르면 기라고 나눌 수 있다. 형의 구성요소를 보는 2가지 견해가 있는데, 하나는 정精, 혈血, 기氣이고, 다른 하나는 골수骨髓, 기육肌肉, 피부皮膚이다. 이렇게 볼 때 사물탕에서 숙지황은 정精과 골수의 형形과 관계가 있고, 당귀는 혈血과, 백작약은 기육과 관계가 있으며, 천궁은 기氣·피부와 관련된다.

기氣의 관점에서 볼 때, 흐르는 것의 바탕에 숙지황이 있고, 흐르는 것에 당귀, 천궁, 백작약이 있다. 백작약은 기육을 담당하고 비유하자면 강둑과 관련되지만, 높은 곳에서 강둑과 시내를 바라보면 달려가는 느낌이 있다.

3. 소설풍약疏泄風藥

소疏라는 것은 막힌 것을 뚫는다는 뜻이다. 소통의 의미이다. 설泄이란 흩어서 내보낸다는 뜻이다. '(外)泄'의 의미이다. 다시 말해 기가 쌓여 있는 것을 흩어 주어 밖으로 나가게 하는 역할이다. 전문적인 처방에서의 소설풍약의 의미는 무얼까? 사邪에 대해서 거풍발산祛風發散의 의미를 지니고 있다. 그렇다면 보약에서의 소설풍약의 의미는 무얼까? 보약은 각 약재가 벽돌처럼 자신의 영역을 가지고 그 영역을 채우는 역할을 하는 약인데, 보약에서의 소설풍약의 배합의미는 각 보약 약재의 영역을 잘 배합되고 어우러지게 하여 소통하게 하고 흩어 주는 역할을 한다고 볼 수 있다. 마치 파스텔화를 그릴 때 파스텔로 그려 놓고 (보기·보혈약의 역할) 손으로 문지르면서 색이 잘 어우러지도록 하는 것(소설풍약의 역할)에 비유된다고 볼 수 있다.

1) 소설풍약 제품설명서

(1) 방풍防風

① 방풍의 상象

방풍防風은 소설풍약의 우두머리로서 통행주신通行周身하여 외설外泄하는 약이라 할 수 있다. 형개荊芥와의 비교도 방풍의 상象을 잡는 데 도움이 되는데, 구멍을 뚫어 외설하는 약은 방풍이고 형개는 점點을 뚫어 외설하는 약으로 보면 된다.

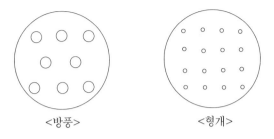

<방풍>   <형개>

② 방풍의 위상과 역할

㈎ 방풍 스스로의 위상과 역할

방풍은 일체풍증一切風證에 쓰는[67] 약물로서 특히 상초上焦의 풍증에 좋은 약이다. 상초의 풍증에 좋다[68]는 것은 가슴, 머리, 상지上肢 등의 풍병에 치병治病·인경引經하는 약물[69]이라는 의미이기도 하다. 방풍을 바라보는 관점은 크게 두 가지로 볼 수 있다. 하나는 발산풍한약發散風寒藥이고 다른 하나는 발산풍습약發散風濕藥이다. 발산풍한약으로 보는 관점은 한寒을 걷어내고 외부가 막혔다든가 기혈이 막혔다든가 하는 상황에 땀을 내어 한사寒邪를 외설하는 약물로 방풍을 바라보는 것이고, 발산풍습약으로 보는 관점은 습濕을 흩어 버리는 것으로서, 머물러 있는 습을 사기邪氣로 보고 외설시키는 약물로 바라보는 것이다. 방풍은 쉽게 얘기하면 감기약에서는 발산풍한약이고, 관절염약에서는 발산풍습약으로 바라보기도 하는 것이다.

---

67) 療風通用.
68) 除上焦風邪.
69) 張景岳,『景岳全書·本草正』(法印文化史社, 2007).

Q 방풍을 감기약에 쓰지 않아야 하는 경우도 있나요?

방풍은 아주 좋은 소설풍약이므로 어지간하면 다 쓰지만, 설사를 일으키는 단점이 있다. 따라서 임상에서는 환자에게 1~2일 정도 투여 시에 설사가 생기면 아쉽지만 방풍을 빼게 되는 것이다.

(나) 배오配伍에 따른 방풍의 작용 변화

방풍의 위상과 역할에 따른 약리작용은 다른 약물과 만나면 변화한다. 방풍이 총백을 만나면 통행주신[70]하고, 택사·고본을 만나면 풍습을 걷어내고,[71] 당귀·작약·양기석·우여량을 만나면 부인의 자궁이 풍랭한 병에 쓴다.[72] 황기·작약을 만나면 땀을 멈추게[73] 하고, 황기·백출을 만나면 고표의 성약[74]이 된다. 포황을 만나면 자궁출혈을 멈추게[75] 하고, 천남성을 만나면 파상풍을 치료[76]하고, 감초를 만나면 오두·부자의 중독을 해독[77]한다.

(다) 방제 속에서의 방풍의 위상과 역할

방풍의 위상과 역할을 원인에 따라 분류한 경우

---

70) 得葱白 通行周身.
71) 得澤瀉 藁本 療風濕.
72) 得當歸 芍藥 陽起石 禹余糧 療婦人子藏風冷.
73) 得黃芪 芍藥 能實表止汗.
74) 得黃芪 白朮 固表聖藥.
75) 得蒲黃(炒置) 止子宮出血.
76) 得天南星 治破傷風.
77) 得甘草 解 烏豆 附子 草烏 毒.

- 방풍탕防風湯 — 치풍습治風濕.
- 구미강활탕九味羌活湯(『方藥合編』, 中11) — 치풍한治風寒.
- 방풍통성산防風通聖散 — 치풍열治風熱. 일체 풍열증의 통치방通治方.
- 청상방풍탕淸上防風湯 — 치면창治面瘡.
- 방풍당귀산防風當歸散 — 치파상풍治破傷風.

(ㄱ) 방풍탕防風湯(風濕)

- 방해: 挾風而心煩 身熱 流走拘急者 宜防風湯之類.

- 구성: 防風, 當歸, 赤茯苓, 杏仁, 黃芩, 秦芁, 乾葛, 獨活, 肉桂, 麻黃, 甘草, 生薑, 大棗.

(ㄴ) 구미강활탕九味羌活湯(風寒) |『方藥合編』, 中11

- 방해: 不問四時 但有頭痛 骨節痛 發熱 惡寒 無汗 脈 浮緊 宜用此 以代麻黃 有汗不得服麻黃 無汗不得服桂枝 若誤服 其變不可勝言 故立此法 使不犯三陽禁忌 乃解表神方.

- 구성: 羌活 · 防風 各 1돈반, 川芎 · 白芷 · 蒼朮 · 黃芩 · 生地黃 各 1돈, 細辛 · 甘草 各 5푼.

▶ 두통은 대부분 어깨근육의 긴장을 동반한다. 감기나 소화불량, 스트레스로 인한 여러 질환들은 모두 태양경太陽經의 긴장으로부터 시작되므로, 목 뒷덜미 · 어깨 · 등(背)에 이르는 태양경면太陽經面이 긴장된다. 태양경병을 해표解表하는 구미강활탕은 태양경면의 긴장으로 유발된 두통의 치료에 효과적이다. 다만 강활은 소화에 지장이 있으므로 평소 위장이 약하거나 소음인이나 소화불량이 있는 사람은 투약에 주의해야 한다.

ⓒ 방풍통성산防風通聖散

- 방해: 일체 풍열증의 통치방(風熱).

▶ 방풍통성산은 육일산六一散에다가 방풍을 섞은 것이다. 열생풍熱生風하여 열이 온몸을 돌아다니는 증證이 있을 때, 방풍이 방풍통성산의 주된 약물로 들어가 있는 육일산(활석+감초) 및 대황 등의 무거운 약재의 약효를 통행주신通行周身하게 하여 소설疏泄하는 역할을 해 주는 것이다.

ⓓ 청상방풍탕淸上防風湯

- 방해: 면창面瘡.

▶ 면창은 여드름이라 보아도 무리가 없다. 風熱性의 여드름은 방풍통성산을 쓰면 되지만 風火性의 여드름이라면 淸上防風湯을 쓰면 된다.

ⓔ 방풍당귀산防風當歸散

- 방해: 治破傷風 汗多 便秘 溺赤.

(2) 형개荊芥

① 형개의 상象

'풍재피리막외형개주지風在皮裏膜外荊芥主之' 형개荊芥는 피부와 기육 사이를 주행하여(主表, 氣分) 풍한風寒의 사기邪氣를 몸 밖으로 내보낸다. 방풍이 설사를 유발하는 데 반해, 형개는 소화장애가 없고 행기行氣, 발한력發汗力이 완만하여 어떤 상태, 어떤 체질에도 쓸 수 있어 주증약主證藥에 배합하여 보조약으로서의 활용 범위가 넓다.

② 형개의 위상과 역할

(가) 형개 스스로의 위상과 역할

형개는 산후혈훈產後血暈에 쓰는 약[78]으로서 풍사를 거[79]한다. 산후에는 출혈로 인해 현훈이 생기는데, 이럴 때(출혈이 많고 기력이 쇠진하여 기혈이 허한하고 허화가 뜨는 상황) 출혈이 멈추지 않는다면 형개의 싹인 형개수荊芥穗를 초炒해서 쓰면 지혈력止血力을 증강시켜 주기까지 하니 산후혈훈에 아주 좋다. 또한 산후에 풍한사기風寒邪氣를 내보내고 싶을 때 쓸 수 있는 부드러운 풍약風藥으로서의 형개의 역할도 있다. 결국 형개는 미발한微發汗 행기行氣함으로써 거풍한祛風寒하는 약藥[80]이다.

(나) 배오配伍에 따른 형개의 작용 변화

형개의 위상과 역할에 따른 약리작용은 다른 약물과 만나면 변화한다. 방풍이 석고를 만나면 풍열두통을 멈추게[81] 하고, 감초를 만나면 나력이 곪아 터진 것을 씻어 내고,[82] 괴화와 만나면 장출혈을 멎게[83]

---

78) 『本草求眞』에 형개의 功專을 "治產後血暈"으로 밝히고 있다. 荊芥散은 荊芥 2돈으로 구성된 單方藥으로 血暈如神의 名藥이다.

79) 其功長于去風邪.

80) 治惡風賊風遍身痛痺 心虛亡事 益力添精 通利血脈 傳送五臟不足氣 助脾胃 主血勞風氣壅滿.
背脊疼痛虛汗 理脚氣 筋骨煩疼 及陰陽毒 傷寒頭痛 頭旋 目眩 手足筋急及發斑 故風病血病 瘡病爲 要藥.

81) 得石膏 治風熱頭痛.

82) 得甘草 洗爛癧.

83) 得槐花炒黑 治腸出血.

하고, 사인을 만나면 혈뇨를 멈추게[84] 하고, 도인을 만나면 산후혈훈을 멈추게[85] 한다.

㈐ 방제 속에서의 형개의 위상과 역할

㈀ 형방패독산荊防敗毒散

- 방해: 治瘴疫 及 大頭瘟.
- 구성: 人蔘敗毒散(人蔘, 柴胡, 前胡, 羌活, 獨活, 枳殼, 桔梗, 川芎, 赤茯苓, 甘草)＋荊芥, 防風.

㈁ 형방지황탕荊防地黃湯

- 방해: 治陰虛證.
- 구성: 熟地黃, 山茱萸, 白茯苓, 澤瀉, 車前子, 羌活, 獨活, 荊芥, 防風.
- 가감: 咳嗽 加 前胡.

  食滿 加 牧丹皮.

  吐血 加 牧丹皮 玄參.

  火 加 石膏

  偏頭痛 加 黃連, 牛蒡子

(3) 박하薄荷

① 박하의 상象

상초화上焦火를 쳐 주는 맑고 가벼운 약이다.

---

84) 得砂仁 治血尿.
85) 得桃仁 治産後血暈.

소풍열疏風熱, 화담연化痰涎, 이인격利咽膈, 청두목淸頭目하는 박하전 원방薄荷煎元方에 나오는 효능이 박하가 하는 주요한 역할인데, 이러한 효능으로부터 상초화上焦火를 쳐 주는 맑고 가벼운 약으로서의 박하의 상을 추론할 수 있다.

② 박하의 위상과 역할

㈎ 박하 스스로의 위상과 역할

박하는 거풍열祛風熱하는 약물로서 풍열약風熱藥 중 기약氣藥에 속하여 두목頭目,[86] 인후咽喉, 구치口齒 제증諸症에 발한, 해열,[87] 건위청량健胃淸凉할 목적으로 사용한다.

㈏ 배오配伍에 따른 박하의 작용 변화

박하의 위상과 역할에 따른 약리작용은 다른 약물과 만나면 변화한다. 박하가 화분을 만나면 청상화담[88]하고, 형개·황금을 만나면 풍열風熱로 인한 인후통을 멎게[89] 하고, 선태·전갈을 만나면 소아의 경풍에 쓴다.[90] 박하의 기름은 간담肝膽의 통증을 멎게 한다.

---

86) 淸頭目風熱 能引諸藥入榮衛.
87) 『本草求眞』, "能骨蒸熱勞."
88) 得花粉 淸上化痰.
89) 得荊芥 黃芩 治咽喉腫痛.
90) 得蟬蛻 全蝎 療小兒驚風.

㈐ 방제 속에서의 박하의 위상과 역할

㈀ 박하전원薄荷煎元

- 방해: 疏風熱 化痰涎 利咽膈 淸頭目 治鼻衄 大小便血.

- 구성: 薄荷, 桂枝, 甘草, 防風, 川芎, 砂仁.

궁금합니다

Q 박하전원의 주치主治를 보면 화담연化痰涎이 있는데, 박하가 그런 역할을 하는 건가요?

담痰은 습濕이 열熱을 만나서 생기는 것이므로 박하가 풍열風熱을 처줌으로써 담연痰涎을 화化한다고 보아야 하는 것이지 과루인과 같은 거담제는 아니다. 참고로 보약을 지으러 왔을 때 열이 약간 뜨거나 하면 박하를 5푼 정도 사용하는 것이 임상에서의 박하의 역할이기도 하다. 스트레스로 인한 화를 꺼 주는 데 아주 좋다.

㈁ 천궁다조산川芎茶調散 │『和劑局方』
- 방해: 丈夫婦人, 諸風上攻, 頭目昏重, 偏正頭痛, 鼻塞聲重, 傷風壯熱, 肢體煩疼, 肌肉蠕動, 膈熱痰盛, 婦人血風攻注, 太陽穴疼 등 風氣를 感하여 發한 諸症을 치료한다.

(4) 계지桂枝

① 계지의 상象

온경산한이미발한溫經散寒而微發汗하는 약물로 이해하여야 한다.

Q 육계肉桂와 비교하면 어떠한 차이가 있다고 봐야 합니까?

　계지는 따뜻하게 하는 데에 주치主治가 있는 육계에 대비해 흩어 주는 약으로서 두루두루 주신周身하여 흩어 주는 소설풍약의 모습을 띠고 있다고 하겠다. 물론 따뜻하게 하는 약으로서의 모습을 가지고는 있으므로 풍열風熱을 없애야 하는 처방에 넣어서는 안 되는 것이다.

② 계지의 위상과 역할

(가) 계지 스스로의 위상과 역할

　계지는 온경통맥溫經通脈, 거풍지한祛風止汗[91]하는 약물로서 거풍산한祛風散寒한다. 계지의 거풍지한은 태양병太陽病에 경맥經脈을 온溫하여 거풍산한祛風散寒하니 마황탕麻黃湯에 대對하여 미발한微發汗하는 의미이다. 현대적인 술어로 풀이하면 강장强壯, 흥분興奮(四肢말단의 혈관을 확장), 건위健胃, 구풍驅風, 장의 gas 배설, 진통의 효능을 가진다.

(나) 배오配伍에 따른 계지의 작용 변화

　계지의 위상과 역할에 따른 약리작용은 다른 약물과 만나면 변화한다. 계지가 작약·감초를 만나면 영위를 순조롭게 하고, 여기에 생강을 더하면 풍한감모風寒感冒로 인한 발열을 해열하고,[92] 웅계간을 만나면 소아의 유뇨증에 쓰고,[93] 마황을 만나면 발한력이 세지고,[94] 독활·진

---

91) 『本草從新』.
92) 得芍藥 甘草 能利營衛 得芍藥 甘草 生薑 祛風寒發熱.
93) 得雄鷄肝 治小兒遺尿.

교·천궁을 만나면 거풍한습[95])하고, 당귀·작약을 만나면 월경부조를 순조롭게[96]) 한다. 백복령·백출을 만나면 이뇨거담[97])하고, 자감초를 만나면 경계증이 멈춘다.[98]) 후박을 만나면 복만을 내리우고 해수를 멈춘다.[99]) 작약과 엿을 만나면 비위허한脾胃虛寒으로 인한 복통을 멎게 하고, 부자·생강·감초를 만나면 풍한습風寒濕으로 인한 관절통을 멈추게 한다.

(다) 방제 속에서의 계지의 위상과 역할

(ㄱ) 계지탕桂枝湯

- 방해: 太陽中風 陽浮而陰弱, 陽浮者 熱自發 陰弱者 汗自出 嗇嗇惡寒 浙浙惡風 翕翕發熱 鼻鳴 乾嘔者 桂枝湯主之.
- 구성: 桂枝, 白芍藥, 炙甘草, 生薑, 大棗.

(ㄴ) 소건중탕小建中湯

- 방해: 腹痛, 裏急, 夢遺, 咽乾.
- 구성: 桂枝, 白芍藥, 炙甘草, 生薑, 大棗, 膠飴.

(ㄷ) 계지감초탕桂枝甘草湯

- 방해: 發汗過多, 其人叉手自冒心 心下悸 欲得按者.

---

94) 得麻黃 汗出.
95) 得獨活 秦艽 川芎 祛風寒濕.
96) 得當歸 芍藥 活血調經.
97) 得茯苓 白朮 利尿 祛痰.
98) 得甘草(炙) 安驚悸.
99) 得厚朴 降氣(腹滿), 止咳嗽.

㈃ 계지가작약탕桂枝加芍藥湯

- 방해: 本太陽病 醫反下之 因爾腹滿 時痛者 屬太陰也 桂枝加芍藥湯主之.

- 구성: 桂枝, 芍藥, 炙甘草, 生薑, 大棗.

*참고: 大實痛者 桂枝加 大黃湯 主之.

㈁ 계지가계탕桂枝加桂湯

- 방해: 發汗後 氣促少腹上至心.

*참고: 항알러지 작용이 있음(물 Ex에서).

㈂ 계지복령환桂枝茯苓丸

- 방해: 骨盤內炎症 血腫 胎盤殘留 其他腫瘍 漏下(不正性器出血) 月經不
        順 子宮筋腫 卵巢囊腫 活血化瘀 ― 長服可.

- 구성: 桂枝, 白茯苓, 牧丹皮, 桃仁, 赤芍藥.

(5) 강활羌活

① 강활의 상象

거풍한약祛風寒藥. 강활이 상부上部·상지上肢 위주라면 독활은 사지
관절四肢關節 위주이다. 둘 다 모두 오장육부의 중심성을 갖기보다는
외적인 경향성과 방향성을 가진다 할 수 있다.

② 강활의 위상과 역할

㈎ 강활 스스로의 위상과 역할

강활은 설습제풍泄濕除風[100]하는 약물로서 상지上肢와 형신의 상부병上部病에 주로 활용하며 강한 발산력으로 거풍한祛風寒한다. 풍한의 사기는 통증과 부종 긴장 및 관절불리를 일으키는데, 강활이 거풍한하여 통증을 없애고 기능을 회복시킨다. 하지만 위장장애가 있으므로 소화력이 약한 환자에게는 신중하게 써야 한다.

(나) 배오配伍에 따른 강활의 작용 변화

강활의 위상과 역할에 따른 약리작용은 다른 약물과 만나면 변화한다. 강활이 당귀를 만나면 노력과도로 인한 관절주위의 부종과 통증을 개선[101]하는 능력이 좋아진다.

(다) 방제 속에서의 강활의 위상과 역할

(ㄱ) 구미강활탕九味羌活湯(羌活冲和湯): 일체거풍지통약一切祛風止痛藥(한방관절진통제).
  • 방해: 不問四時 但有頭痛 骨節痛 發汗 惡寒 無汗 脈浮緊 宜用.
  • 구성: 羌活, 防風, 川芎, 白芷, 蒼朮, 黃芩, 生地黃, 細辛, 甘草.

(ㄴ) 대강활탕大羌活湯
  • 방해: 治風濕相搏 肢節腫痛 不可屈伸(RA증).
  • 구성: 羌活, 升麻, 獨活, 蒼朮, 防己, 威靈仙, 白朮, 當歸, 赤茯苓, 澤瀉, 甘草.

---

100) 葉天士, 『本草經解』(五洲出版有限公司, 1997).
101) 得當歸 利勞傷骨節酸痛.

㈐ 강활제통탕羌活除痛湯 |『晴崗醫鑑』

- 방해: RA증.
- 구성: 羌活, 蒼朮, 獨活, 白芍藥, 防己, 威靈仙, 當歸, 赤茯苓, 澤瀉, 木通, 橘皮, 木瓜, 黃柏, 甘草 (加 氣不順: 香附子 1돈반, 蘇葉·烏藥 각 1돈).

(6) 독활獨活

① 독활의 상象

거풍한습약祛風寒濕藥. 일체 사지통四肢痛에 진통을 목적으로 쓴다.

② 독활의 위상과 역할

㈎ 독활 스스로의 위상과 역할

독활은 통관축비通關逐痹 발표산한發表散寒하는 약물로서 하지下肢와 형신의 사지四肢와 하부병下部病에 주로 활용하며 강한 발산력으로 거풍한습祛風寒濕한다. 풍한습의 사기는 통증과 부종, 긴장, 경련 및 관절불리를 일으키는데 독활이 거풍한습하여 통증을 없애고 기능을 회복시킨다.

㈏ 배오配伍에 따른 독활의 작용 변화

독활의 위상과 역할에 따른 약리작용은 다른 약물과 만나면 변화한다. 독활이 세신을 만나면 소음병에 두통과 어지럼증을 멈추게[102] 하

고, 지황과 만나면 풍열로 인한 치통을 멈추게[103] 하고, 모과와 만나면
하지의 부종을 해소[104]한다.

㈐ 방제 속에서의 독활의 위상과 역할

㈀ 독활기생탕獨活寄生湯

- 방해: 治肝腎虛弱 筋攣 骨痛 脚膝偏枯 冷痺.
- 구성: 獨活, 當歸, 白芍藥, 桑寄生, 熟地黃, 川芎, 人蔘, 白茯苓, 牛膝, 杜
    冲, 秦艽, 細辛, 防風, 肉桂, 甘草.

(7) 전호前胡

① 전호의 상象

거풍담祛風痰하는 약으로서 희고 검은 약인데, 흰색은 폐肺, 검은색은
신腎의 상이다. 폐주기肺主氣, 신주납기腎主納氣의 기능을 원활히 한다.

② 전호의 위상과 역할

㈎ 전호 스스로의 위상과 역할

전호는 산한하기散寒下氣[105]하는 약물로서 거풍담祛風痰[106]한다. 풍

---

102) 得細辛 治少陰伏風 頭痛 頭暈 目眩, 得細辛頭痛如神.
103) 得地黃 治風熱齒痛.
104) 得木瓜 燥濕立效.
105) 『湯液本草』.
106) 『本草備要』.

한습風寒濕의 사기邪氣가 폐에 울체하면 폐肺와 신腎의 상하上下 수계소통水系疏通을 저하시킨다. 전호가 풍담을 거거祛하여 폐주기, 신주납기의 기능을 회복시킨다.

(나) 방제 속에서의 형개의 위상과 역할

(ㄱ) 가미진해탕加味鎭咳湯

▪ 방해: 감기 앓고 난 후에 낫지 않는 만성 기침, 가래에 사용한다.

▶ 마황麻黃(계지와 비교하며 생각해 봅시다)

① 마황의 상象

천喘을 다스린다.

Q 마황은 폐기肺氣를 증강시키는 약 아닌가요?

폐기를 증강시키는 약은 마황이 아니라 향소산香蘇散이다. 기氣를 증강시킨다. 폐기는 발산發散, 숙강肅降, 수지상원水之上源으로서 수水를 조절한다. 이에 폐가 사기邪氣에 의해 외속外束되어 있을 때는 폐기의 조절력을 더해 주어서 발산력을 증강시켜 주고, 폐기가 상역上逆 시에는 숙강시켜 주며, 전신 부종 시에는 치습治濕하니 이것은 폐를 수지상원으로서 본 것이라 하겠다. 마황은 그저 발한發汗하고 천喘을 다스린다고 보면 된다.

② 마황의 성미性味, 귀경歸經, 공전工專

▪ 성미, 귀경: 味苦辛 入手太陰(肺) 足太陽(膀胱).
▪ 공전: 散寒適陽.

---

③ 주치, 효능

· 發汗, 祛風寒邪, 喘息, 利尿.

   *해설: 『의방유취醫方類聚』에는 거품을 제거하고 쓴다고 한다. 살짝 데쳐서
        쓰면 발한력이 감소되어 부작용이 적다.

▷ 성분

㈀ 에페드린: 발한(咳嗽, 喘息) 기관지 평활근 이완－마황탕류麻黃湯類

㈁ Pseudo Ephedrin: 이뇨작용(방광의 혈관을 확장)

㈂ 정유精油: 항抗 Virus(流行性 感氣)

④ 배오配伍에 따른 마황의 작용 변화

㈀ 桂枝, 杏仁, 甘草 (麻黃湯), 祛桂枝－일명一名 삼요탕三拗湯: 惡寒發熱
   頭痛 無汗.

㈁ 桂枝: 발한 작용이 증강.

㈂ 杏仁, 石膏, 甘草 (麻杏甘石湯): 肺熱로 인한 咳嗽, 喘息.

㈃ 蒼朮, 石膏, 甘草, 生薑, 大棗 (越婢湯): 全身浮腫 咳嗽 喘息 膀胱炎(尿量
   減少, 身浮腫 關節炎).

㈄ 杏仁: 止咳 平喘.

㈅ 烏藥: 順氣 覺醒止痛.

㈆ 防己, 白朮: 治濕.

㈇ 石膏: 止汗.

⑤ 방제

㈀ 마황근탕麻黃根湯

- 방해: 産後汗出.

- 구성: 麻黃根, 人蔘, 白朮, 當歸, 黃芪, 桔梗, 甘草, 牡蠣.

▶ 마황근은 작용이 마황과 반대다. 지한하고 호흡수를 증가시키고 말초혈관을 확장한다.

(ㄴ) 회수산回首散

- 방해: 治頭項强急 筋急 挫枕轉項不得.

- 구성: 烏藥順氣散 加 羌活 獨活 木瓜.

▶ 중풍항강中風項强에 사용한다. 근육긴장에 의해 발생하는 일반적인 항강증項强證과는 다른 것이다. 일반적인 항강증은 보약으로 풀어야 한다.

2) 소설풍약 사용설명서

(1) 개념

· 소설풍약疏泄風藥은 풍風을 소통疏通·개설開泄하는 의미이다. 우리 몸의 외형은 기氣의 취산聚散·소통을 통해 우리 몸의 정상적인 기능·활동을 가능하게 하고 외사로부터 자신을 유지하고 보호하는 일체의 활동을 수행한다. 기의 이러한 기능·역할을 설명하는 관점에는 개합추開闔樞와 관합추關闔樞가 있다. 기의 운동을 개합추로 설명하는 관점에서의 개開는 기의 출입을 중심으로 이해한 것이고, 관합추로 설명하는 관점에서의 관關은 유지·보호를 중심으로 이해한 것이다. 소설풍약이란 기의 출입·유지·보

호에 이상이 생겼을 때 이를 정상 상태로 바로잡아 주는 기능·
역할을 의미한다.

· 소통은 기가 상하·좌우·앞뒤로 서로 교통하는 원활한 생리작
용을 표현한다. 순행은 경맥락속經脈絡屬을 따라 기혈의 운행이
정상적으로 유지되는 상태를 표현한다. 이러한 소통이 깨어지면
기의 상태는 변화되어 소통의 장애가 일어나게 된다. 그러므로 소
설풍약은 행기行氣·행혈行血하는 성격을 가진다. 기의 교통·순
행을 원활히 하여 정상적인 상태로 바로잡아 주는 것이다.

· 우리 몸은 외계환경과 부단히 접촉하면서 자신에게 필요한 것들
을 받아들이고 내보내면서 자신을 유지하는데, 이러한 순환·조
절의 바탕에는 기혈이 있다. 우리 몸의 이상이나 외사外邪의 침습
은 정상적인 기혈의 운행을 방해한다. 이를 기의 상태에 따라 분
류하면 풍風은 음양관계陰陽關係에 따라 풍한風寒·풍열風熱로 드
러난다. 이것이 변화하면 풍습風濕·풍담風痰으로 된다. 안(內)으
로 전입하면 장부병臟腑病을 일으킨다.

(2) 소설풍약의 특성 분류

㉠ 방풍防風 → 일체풍약一切風藥
㉡ 형개荊芥 → 외형外形·경락經絡의 기혈순행약氣血循行藥
㉢ 박하薄荷 → 풍열약風熱藥
㉣ 계지桂枝 → 거풍산한약去風散寒藥

㉤ 강활羌活 → 거풍한약去風寒藥(上肢·上部爲主)

㉥ 독활獨活 → 거풍한습약去風寒濕藥(四肢·關節爲主)

㉦ 전호前胡 → 거풍담약去風痰藥

▶ 마황麻黃 → 해표解表·강발한약强發汗藥

4. 행기약行氣藥

무엇인가 잘 가게끔 하는 약이다. 보기약이든 보혈약이든 치료하고자 하는 곳으로 가야 한다. 가게 하는 운반체도 필요하고, 가는 길을 잘 만들어 주는 일도 필요하다. 행기약은 이렇게 잘 도달하게 하는 약이다. 소설풍약이 여러 약들을 잘 조화하게끔 섞어 준다고 한다면 행기약은 그 역할이 잘 도달하게끔 하는 일을 한다.

행기약은 기가 제대로 잘 가도록 사통팔달로 통하게 하는 약이다. 즉 기가 소통되지 못하면 비痞, 기체氣滯, 통증痛症, 기氣의 억울抑鬱·항진亢進 등의 상태가 드러나는데 이때 기의 순환·조절의 자기작용自己作用이 원활히 되게 해 주는 약이다.

행기약은 기혈의 흐름을 원활히 하는 약이므로 흐름에 따라 약의 기운도 하나의 방향성을 갖고 있다. 담당하고 있는 부위와 방향이 각기 다르다. 즉 향부자는 위에서 아래까지 다 관통해서 비痞, 체滯 등을 치治하고, 진피는 위에서 중간 약간 밑까지 내려가면서 행기하고, 소엽은 가슴부위에서 시작해서 중간까지 흩어 주면서 행기한다. 이들 세 가지 약물은 행기약류의 대표적인 약물이다. 후박은 기가 흐르는 길을 내주는 약물이다. 그중에도 물길을 내주는 약이다. 중간쯤에서 아래로 뺑 뚫는 약물은 사하약瀉下藥이라 한다. 사하약도 사실은 행기약에 속한다. 강한 행기약이다. 아래에서 위로 뻥 뚫는 약도 있는데, 오약烏藥이 그렇다. 오약은 강한 행기약에 속한다.

궁금합니다

Q 오약이 아래로도 작용하나요?

오약이 중간(肝, 心)에서 위(頭)로 뚫는 것은 오약순기산烏藥順氣散에서의 오약의 의미이고, 중간에서 아래로 뚫는 것은 축천환縮泉丸에서의 오약의 의미로 본다. 이때 중간은 간肝·비脾를 말한다.

1) 행기약 제품설명서

(1) 향부자香附子

① 향부자의 상象

향부자의 상象은 앞서 얘기했듯이 위에서 아래까지 다 관통하게 하는 것이다. 이를 통해 기를 위에서 아래로 뚫어서 해울체解鬱滯하는 것이다. 보약에서의 역할은 보약의 약효를 잘 실어서 아래로 가게 하는 것이다.

② 향부자의 위상과 역할

㈎ 향부자 스스로의 위상과 역할

향부자는 하기해울下氣解鬱하는 약물로서 여과女科의 요약要藥107)이며 정신과精神科의 요약이다. 『의학입문』「부인문」에서 여과女科의 요약은 백작약과 향부자라 했다. 여자는 억울抑鬱하기 쉬워서 아래위로 기가 소통하지 못하는 병이 많은데 향부자가 하기해울하여 소통시켜 준다.

(나) 배오配伍에 따른 향부자의 작용 변화

향부자의 위상과 역할에 따른 약리작용은 다른 약물과 만나면[108] 변화한다. 향부자가 인삼·백출을 만나면 보기하고자 하는 바[109]를 이루며, 목향을 만나면 행기체行氣滯하므로 비위脾胃의 기능을 회복시키고,[110] 천궁·창출을 만나면 기울을 풀어 주고,[111] 산치자·황련을 만나면 청열 사화[112]한다. 백복령을 만나면 심신이 교제하고,[113] 소회향을 만나면 골을 보하고,[114] 후박을 만나면 옹창을 해소[115]하고, 애엽을 만나면 자궁을 따뜻하게[116] 하고, 고량강을 만나면 심비의 냉통을 멈추게[117] 하고, 반하를 만나면 복만을 해소[118]하고, 소엽·총백을 만나면 발한하고,[119] 삼릉·봉출을 만나면 일체의 적을 풀어 준다.[120]

---

107) 『景岳全書』.
108) 『本草求眞』.
109) 得人蔘 白朮 補氣.
110) 得木香則散滯和中.
111) 得川芎 蒼朮 治鬱.
112) 得山梔 能除鬱火.
113) 得茯苓 能交心腎, 名交感丹.
114) 得茴香 補骨.
115) 得厚朴則消癰消脹.
116) 得艾葉 能煖子宮.
117) 得高良薑 治心脾冷痛.
118) 得半夏 治腹滿.
119) 得蘇葉 蔥白 發汗.

㈐ 방제 속에서의 향부자의 위상과 역할

㈎ 향소산가미香蘇散加味(芎芷香蘇散)
- 방해: 四時傷寒 頭身痛 寒熱, 傷風傷濕, 時氣瘟疫.
- 구성: 香附子, 蘇葉, 蒼朮, 陳皮, 甘草 加 川芎, 白芷.

▶ 향부자가 들어간 처방들은 모두 유명한 처방들이다. 향소산은 폐기를 소통하는 대표적인 약이다. 폐주선숙肺主宣肅인데 상한傷寒에 감感하여 폐기가 제 기능·역할을 못할 때 쓴다. 기본적인 본초가 향부자와 소엽이다. 향부자가 행혈약行血藥을 만나면 발산제發散劑가 아닌데도 발산하는 느낌을 줘서 두통 같은 것을 해소시켜 준다.

㈏ 향사평위산香砂平胃散
- 방해: 治傷食.
- 구성: 蒼朮, 陳皮, 香附子, 枳實, 藿香, 厚朴, 砂仁, 木香, 甘草.

  *참고: 白朮, 枳實－枳朮丸(消痞)

▶ 심하비心下痞가 있어서 식체가 오거나 비증痞證이 있을 때 쓴다. 비痞를 소비消痞시키는 대표적인 약은 지출환枳朮丸이다. 중간에서 아래로 뚫어 준다. 위에서부터 중간까지 뚫어 주는 약이 향사평위산이다. 조습燥濕·건비健脾·행기行氣·소체消滯하는 대표적인 약이다.

㈐ 향사육군자탕香砂六君子湯
- 방해: 治不思飮食 食後倒飽者 脾虛也.
- 구성: 香附子, 白朮, 白茯苓, 半夏, 陳皮, 白荳蔲, 厚朴, 砂仁, 人蔘, 木香,

---

120) 一切 積은 三稜, 蓬朮로 破한다.

益智仁, 甘草, 薑三棗二.

▶ 저자가 보약의 기본방으로 향사합소풍탕香砂合疎風湯을 쓸 때 향사가 바로 향사육군자탕이다. 비가 허할 때 쓰는 것이 향사육군자탕이다. 뭔가 몸의 전반적인 상황을 뚫어 주면서 보해 줄 수 있는 대표적인 약이 향사육군자탕이다. 백두구는 밥맛을 나게 해 주는 대표적인 약이고, 지구止嘔시키는 약이다. 사인 역시 소화력을 높여 주고, 보기약의 약미가 무거워 머무르는 것을 소통시켜 준다. 하지만 너무 많이 쓰는 약은 아니고 8푼 정도만 쓴다.

㈃ 향갈탕香葛湯

• 방해: 不問陰陽 兩感頭痛 寒熱.

• 구성: 蒼朮, 蘇葉, 白芍藥, 香附子, 升麻, 葛根, 陳皮, 川芎, 白芷, 甘草.
　　　　去 蒼朮, 加 麻黃은 十神湯(治兩感風寒 頭痛 寒熱 無汗).

▶ 시행감모時行感冒에 쓰는 약이다. 십신탕과의 차이는 '행기시키고 위기를 소통시키느냐 아니면 발한시킬 것이냐'인데 행기를 중심으로 하면 향갈탕이고, 발한을 위주로 하면 십신탕이다.

㈄ 향사양위탕香砂養胃湯

• 방해: 治不思飮食 痞悶 此胃寒.

• 구성: 白朮, 砂仁, 蒼朮, 厚朴, 陳皮, 白茯苓, 白荳蔲, 人蔘, 木香, 甘草.
　* 참고: 蔘朮健脾湯(健脾, 養胃, 運化飮食)－人蔘, 白朮, 白茯苓, 厚朴, 陳皮, 山査, 枳實, 白芍藥, 砂仁, 神麴, 麥芽, 甘草, 薑三棗二.

▶ 향사양위탕은 불사음식 중에서도 속이 찬 경우에 쓴다. 가감하는 방법은 위한胃寒이 심하면 양강良薑을 넣어 준다. 야채만 먹으면 설사를 한다는 사람에게는 초두구草豆蔲를 넣어 준다.
　삼출건비탕은 소도삼약消導三藥을 넣어 주고 중中에서 하下를 뚫어 주는 지실을 넣어 준 것이다. 식체가 잦고 비위가 허한 사람에게 쓰는 것이다.

(ㅂ) 사궁산莎芎散

- 방해: 治衄血.

- 구성: 香附子, 川芎 (2:1).

  * 참고: 治衄血方－犀角地黃湯, 七生湯

▶ 향부자가 행기한다는 것은 기혈 모두를 흐르게 함을 보여 준다.

(ㅅ) 소체환消滯丸

- 방해: 酒食水氣, 痞滿 脹腫 積痛.

- 구성: 香附子, 黑丑, 五靈脂.

▶ 임상에서 소화불량에 소체환을 쓴다. 약의 구성은 향사평위산 등에 산사, 신곡, 맥아 등을 넣어 만든 것으로 본방의 소체환과 구성이 다르다. 원래 소체환은 이것이다. 그런데 요즘은 잘 안 쓰는 처방이다.

궁금합니다

Q 향소산을 폐의 기본방이라고 하신 적이 있는데, 왜 그렇습니까?

향부자도 위에서 내려와서 뚫고, 소엽도 그러한데 여기서 위(上)가 바로 폐다. 향소산에 있는 약들은 다 위에서 내려오게끔 되어 있다.

Q 폐의 기본방이라면 수도지상원水道之上源이라는 뜻도 갖고 있어야 완전하지 않겠습니까?

폐가 수도지상원이라고 할 때 수水는 오행五行의 의미가 아니라 삼초三

焦의 의미이다. 기화를 의미하는 것이다. 물은 저절로 위에서 내려온다. 저절로 내려오지 못한다는 것은 막힌 것이다. 이 막힌 것을 뚫는 약이니까 폐의 기본방이라고 할 수 있다. 막힌 것만 뚫어 주면 저절로 내려온다. 따라서 수도지상원이라는 의미의 약은 따로 필요가 없다.

Q 향부자에 사인이 자주 붙어 다니는 것은 왜 그렇습니까?

사인은 소화진식에 좋은 방향성 행기약이다. 사인이 약간 향이 세다는 것은 수습이든 억울이든 그것을 뚫고 나가게 한다는 것이다.

Q 평위산과 향사평위산은 어떻게 다릅니까?

습이 있어서 기가 안 통하는 것을 뚫어 줄 때는 평위산을 쓴다. 향사평위산은 습이 생긴 이유가 억울해서 생긴 것이다. 향사평위산이 좀 더 능동적이다.

Q 그러면 구태여 평위산을 쓰는 것보다 향사평위산을 쓰는 것이 더 낫겠네요.

향사평위산은 위에서 내달으면서 습을 없애고, 평위산은 그냥 중간에서 습을 없앤다고 상을 잡으면 된다.

(2) 진피陳皮

① 진피의 상象

몸의 전체적인 기氣를 순하게 소통시키는 약이다. 강하지 않다. 형개가 소풍약에서 부드러운 약이듯이 진피도 완만하다. 뚫을 힘도 없고, 그렇다고 일을 안 하지도 않는 그런 약이다. 진피는 십중구용十中九用이라, 어지간한 약에는 다 들어간다. 요새 스트레스 안 받는 사람 어디 있나. 현대인들은 정신을 많이 쓰고, 육체적으로 피곤하다. 소위 말해 보약이 필요한 사람에게 진피가 안 필요한 사람 없다. 향부자는 강해서 설사 등의 부작용이 있을 수 있지만 진피는 그런 부작용도 없고 순하다. 또한 진피는 다른 행기약들의 기능을 도와주기도 한다.

진피의 상은 귤피일물탕橘皮一物湯에서 잘 보인다. 귤피일물탕은 탈영실정脫營失精에 쓰는 처방이다. 탈영실정이란 가난해지고 관직을 박탈당하는 것이다. 이렇게 되면 정신적으로 억울하고 허탈해지고 몸살처럼 앓는다. 옛날에 이 사람은 관직도 있고 부자였으니까 비싼 귤을 먹을 수 있었을 텐데, 가난해진 후 못 먹었을 거다. 그럴 때 귤을 주면 옛 영화를 생각하면서 눈물을 뚝뚝 흘리면서 다시 시작해 보자 하는 마음이 생긴다. 옛 영화를 맛보게 되면서 억울한 게 풀리는 것이다. 일종의 심리요법을 겸한 것이다.

② 진피의 위상과 역할

㈎ 진피 스스로의 위상과 역할

진피는 이기지구利氣止嘔[121]하는 약물로서 식욕부진, 복만腹滿, 소화불량, 구토, 복통, 설사, 담痰, 천喘, 해수咳嗽, 경계驚悸, 오조惡阻의 증상에 대해 비위脾胃의 기氣를 해울解鬱하는[122] 이기약理氣藥이다.

㈏ 배오配伍에 따른 진피의 작용 변화

진피의 위상과 역할에 따른 약리작용은 다른 약물과 만나면 변화한

---

121) 『本草從新』.
122) 『本草備要』.

다. 진피가 백출을 만나면 비를 보[123]하고, 감초를 만나면 폐를 보[124]
한다. 행인을 만나면 대장과 가슴에 있는 울체를 풀어[125] 주고, 도인을
만나면 치질에 대변보기가 수월해지고,[126] 생강을 만나면 구역질을 멈
추게[127] 하고, 신곡을 만나면 오래된 기침에 쓰고,[128] 사향을 만나면
부인의 유옹에 쓰고,[129] 반하를 만나면 습담을 걸어 낸다.[130]

㈐ 방제 속에서의 진피의 위상과 역할

㈀ 평위산平胃散

- 방해: 和脾, 健胃, 胃和, 氣平則上, 不可常服.
- 구성: 陳皮, 厚朴, 蒼朮, 甘草.
- 가감: 加 乾薑－厚朴湯.

  　　　合 五苓散－胃苓湯.

  　　　加 藿香, 半夏－不換金正氣散.

  　　　合 小柴胡湯－ 柴平湯.

㈁ 이진탕二陳湯

- 구성: 陳皮, 半夏, 白茯苓, 甘草, 薑三.
- 가감: 合 四物湯－左偏頭痛(朝輕夕重) 加 荊芥, 薄荷, 細辛, 蔓荊子, 柴
  　　　胡, 黃芩.

---

123) 得白朮 補脾.
124) 得甘草 補肺.
125) 得杏仁 治大腸氣閉, 脚氣衝心.
126) 得桃仁 治大腸血閉.
127) 得生薑 治嘔噦 厥冷.
128) 得神麯 治經年氣嗽.
129) 得麝香 療婦人乳癰.
130) 得半夏 治濕痰.

㈃ 평진탕平陳湯(平胃散＋二陳湯)

- 방해: 治食瘤.

- 구성: 蒼朮, 半夏, 厚朴, 陳皮, 赤茯苓, 甘草, 薑三棗二.

- 가감: 食滯 加 山査, 神麯, 麥芽, 檳榔, 草果, 烏梅.
  有熱 加 柴胡, 黃芩.

㈄ 귤피일물탕橘皮一物湯

- 방해: 治脫營失精.

(3) 소엽蘇葉

① 소엽의 상象

발표산한發表散寒의 힘을 가진 행기약이다. 자소엽紫蘇葉이라는 것
은 품종이기도 하지만 자紫는 색色으로 혈분血分에 들어간다는 의미도
넣은 것이다. 주로 폐기를 죽 훑어 내려가 비脾에까지 작용한다. 상上에
서 중中까지 작용한다. 행기력은 약하지만 넓게 펼치는 작용을 한다.

② 소엽의 위상과 역할

㈎ 소엽 스스로의 위상과 역할

소엽은 발표산한發表散寒하는 약물로서 주하기主下氣하고 제한중除
寒中[131]한다. 소엽은 행기行氣하는 작용이 완만하고 부드러워 보약補藥
과 상한병약傷寒病藥에 두루두루 쓰인다.

---

131) 『本草經解』.

㈏ 배오配伍에 따른 소엽의 작용 변화

소엽의 위상과 역할에 따른 약리작용은 다른 약물과 만나면 변화한다. 소엽이 향부자·마황을 만나면 한출이 잘 되고,[132] 진피·사인을 만나면 행기안태하고,[133] 길경·지실을 만나면 흉만을 풀어 주고,[134] 곽향·오약을 만나면 중초를 따뜻하게 하고 통증을 멎게[135] 한다. 행인과 나복자를 만나면 지수지천하고,[136] 모과·후박을 만나면 하지의 부종을 가라앉힌다.[137] 천궁·당귀를 만나면 혈액순행을 좋아지게[138] 한다. 백합을 만나면 잠이 오게 도와주고,[139] 길경을 만나면 목에 걸린 듯한 느낌을 해소[140]한다.

㈐ 방제 속에서의 소엽의 위상과 역할

㈀ 향소산香蘇散
- 방해: 治四時傷寒 頭身痛 寒熱 傷風 傷濕 時氣瘟疫.
- 구성: 香附子, 蘇葉, 陳皮, 蒼朮, 甘草.
- 가감: 手足麻痺 風濕者 加 麻黃, 桂枝, 羌活, 白芷, 木瓜.

　　　加 川芎, 白芷 名 芎芷香蘇散.

---

132) 得香附子 麻黃　易汗出 發汗.
133) 得陳皮 砂仁 行氣 安胎.
134) 得桔梗 枳實 胸滿.
135) 得藿香 烏藥 溫中焦 鎭痛.
136) 得杏仁 蘿蔔子 止咳 止喘.
137) 得木瓜 厚朴 治濕脚氣.
138) 得川芎 當歸 和血散血 祛瘀.
139) 得百合 治夜不寐.
140) 得桔梗 治梅核氣 解蟹毒.

(ㄴ) 삼소음蔘蘇飮

• 방해: 治感傷風寒 頭痛 發熱 咳嗽 及 內因七情 痰盛 潮熱.

• 구성: 人蔘, 蘇葉, 前胡, 半夏, 乾葛, 赤茯苓, 陳皮, 桔梗, 枳殼, 甘草.

2) 행기약 사용설명서

(1) 작용력에 따른 차이

```
香附子  >  陳皮  >  蘇葉
  ㄴ 行氣力에 따라
        ㄴ下降하여 疏通한다.
```

행기약들의 행기하는 힘에는 차이가 있다. 행기력의 강하고 약한 차이에 따라 서열을 매기면 가장 강한 것은 향부자이고, 그 다음은 진피, 그 다음은 소엽이다. 여기서 행기력은 하강하는 힘을 말한다.

(2) 작용부위와 작용양상에 따른 차이

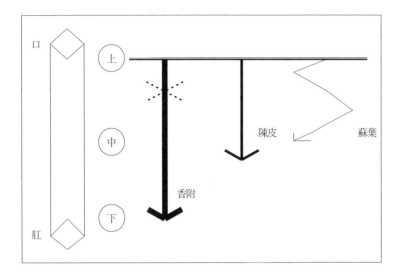

향부자는 중中을 지나서 하下까지 뻥 뚫어 주는 약인데, 상上의 의미
는 좀 약하다. X표가 된 의미가 그것이다. 상上에서 출발하지만 상上은
그냥 지나가고 중中부터 뚫어 주는 의미가 강하다. 진피는 상上에서 출
발해서 중中 아래에까지 뚫어 주는 의미가 강하다. 소엽은 폐에서 머무
는 의미인데 조금 내려온다. 소엽은 폐를 훑으면서 내려온다. '상초여
무上焦如霧'의 상象을 상상해 보면 좋다. 강하게 뚫는 의미는 약하다.
작용력의 차이가 향부자, 진피, 소엽 순이므로 굵기를 달리했다.

하지만 여기서 잊지 말아야 하는 것은 진피나 소엽도 그 자체만으로
는 위(上)에서 아래(下)까지 모두에서 행기작용이 있다. 다만 이 세 약의
차별성에 주목해서 비교할 때는 각각의 작용부위가 위의 그림과 같은
특징으로 나타낼 수 있다는 것이다.

(3) 그 외에 행기작용을 하는 본초의 역할

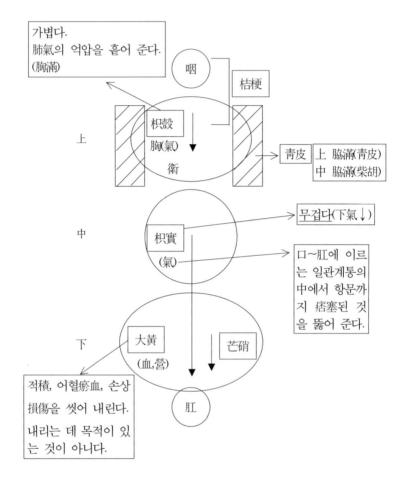

행기약이 지각枳殼하고 만나면 가슴 부위의 막힘을 뚫어 준다. 목구멍에서 심하心下까지 뻥 하고 뚫어 준다. 행기약이 지실枳實하고 만나면 지실이 심하에서 항문까지를 뻥 뚫는다. 지실과 지각은 기원식물이 같지만 행기약하고 만났을 때는 기능이 다르다.

그리고 밑으로 내려오면 지실을 도와주는 약이 두 개가 있다. 망초는 마구 뚫어 주는 약이고, 대황은 적이나 어혈, 손상을 씻어 내리는 것에 목적이 있다. 내리는 데 목적이 있는 것이 아니다. 망초는 마구 뚫어 주므로 몸의 손상이 있을 수 있다. 대황은 사기를 푸는 것이므로 강력한 소염제다.

가슴 옆(胸脇)이 막혔을 때 뚫어 주는 길을 내주는 것이 청피다. 이건 또 진피하고 다르다. 청피는 옆의 것을 풀어 준다. 길경은 목구멍에서 기관지까지 막힌 것을 뚫어 준다.

방제

(ㄱ) 길경지각탕桔梗枳殼湯 | 『東醫寶鑑』, 『醫學入門』
- 방해: 治傷寒 痞氣胸滿 去積利氣(活人), 治煩燥作渴腹脹便秘 或譫忘不安 利胸脇 去積滯(準繩), 治痞氣胸滿不利 煩悶欲死 不論寒熱通用 治傷寒結胸 胸滿欲死 服之神效.
- 구성: 桔梗·枳殼.[141] 桔梗·枳殼·甘草.[142] 桔梗·枳殼·甘草·薑五.[143]

(ㄴ) 청피靑皮
- 효능, 주치: 흉부胸部의 기체氣滯를 통通함, 협복脇腹에 있어 기체를 통通함.

---

141) 宋의 類證活人書方.
142) 明의 證治準繩方.
143) 『東醫寶鑑』, 『醫學入門』.

Q 길경이라고 하면 목을 많이 써서 음액이 부족해서 열이 있을 때 쓰는 약으로 알고 있습니다.

맞다. 그런데 그것은 길경이 맥문동 등을 만났을 때의 일이고, 지금은 행기의 차원에서 말하는 것이다. 길경은 행기약이다.

Q 행기약이 길경과 만나서 그런 기능을 한다는 것이 아닙니까?

아니다. 길경이라는 약만 놓고 보면 거담약의 측면과 행기약의 측면이 모두 있다. 길경을 거담약으로만 생각해서는 안 된다. 길경지각탕에서 길경은 목구멍을 뚫어 주는 것이다. 목구멍의 습적인 기를 뚫어 주는 것이 길경이고, 기적인 기를 뚫어 주는 것이 지각이다.

Q 선생님께서 설명하실 때 행기약이 이 약들을 만났을 때 이런 역할들을 한다고 하셨는데, 행기약이 없이 이 약만으로도 이런 역할을 한다고 볼 수 있습니까?

그렇지. 이 약들을 쓸 때 행기약의 협조와 도움을 받지만 이 약들 자체도 모두 행기하는 약효를 가진 약물들이다.

5. 청열사하약淸熱瀉下藥

1) 청열사하약 제품설명서

(1) 대황大黃

① 대황의 상象

강력한 소염제消炎劑(억균 작용)로 이해하면 된다.

② 대황의 위상과 역할

㈎ 대황 스스로의 위상과 역할

대황은 사제실열瀉諸實熱하는 약물로서 중초中焦의 열결熱結을 탕척蕩滌한다. 현대적인 술어로 이해하면 이담利膽·정장整腸[144]·항균抗菌 살충殺蟲·소염消炎하는 약효를 가진다. 옛 문헌에 대황이 혈분血分의 열熱을 제제除한다는 의미는 부인과婦人科의 어혈상瘀血狀 질환[145]에 쓴다는 것이다.

㈐ 방제 속에서의 대황의 위상과 역할

㈀ 소승기탕小承氣湯
- 방해: 治傷寒裡症, 小熱, 小實, 小滿 宣緩下之.

㈁ 대승기탕大承氣湯
- 방해: 治大熱 大實 大滿 宣急下之.

㈂ 조위승기탕調胃承氣湯
- 방해: 治傷寒裡證 大便硬 小便赤 譫語 潮熱.
- 구성: 大黃, 芒硝, 甘草.
  * 해설: 상한리증傷寒裡症 변경便硬 요적尿赤(金中毒이나 allergy性 皮膚炎 등)하고 섬어譫語 조열潮熱하는 데는 조위승기탕調胃承氣湯을 쓴다.

㈃ 계명산鷄鳴散 ~ 삼인방三因方(宋): 治合刀傷 打撲傷 血瘀凝積 煩悶, 鷄

---

144) 多量則泄瀉, 小量則止瀉 健胃.
145) 『湯液本草』, "破女子瘕癥."

鳴時服 次日 下瘀血卽愈. 治折傷亦妙.
- 구성: 大黃 20g, 當歸 12g, 桃仁 8g.

(ㅁ) 대황초석탕大黃硝石湯 | 『金匱要略』
- 방해: 黃疸 腹滿 小便不利而赤 自汗出比爲表和裡實 當下之 宜 大黃硝石湯.
- 구성: 大黃, 黃柏, 硝石 48g, 梔子 18g.

(ㅂ) 대황목단피탕大黃牧丹皮湯 | 『金匱要略』
- 방해: 腸癰者 小腹腫痞 按之卽如淋 時時發熱 自汗出後惡寒 脈遲緊者 膿
  未成 可下之 當有血 脈洪數者膿已成 不可下也 大黃牧丹皮湯主之.
- 구성: 大黃, 牧丹皮, 桃仁, 冬瓜子, 芒硝.
 *해설: 염증의 초기에 용用한다. 윤길영 등은 이를 활용하여 충수돌기염을 치
   료하였다.
 * 참고: 가미정리탕加味正理湯 | 윤길영방
  •방해: 急慢性虫垂突起炎, 便秘積滯.
  •구성: 蒼朮, 蘇葉, 香附子, 枳實, 蘿葍子, 陳皮, 厚朴, 半夏, 藿香, 木香, 甘草,
    大黃, 桃仁, 瓜蔞仁, 牧丹皮, 薏苡仁, 金銀花, 生薑.

(ㅅ) 축어탕逐瘀湯 | 明의 直指方
- 방해: 通大小腸 下惡物 治瘀血積滯 諸痔.
- 구성: 大黃, 桃仁, 川芎, 白芷, 生乾芐, 赤芍藥, 枳殼, 蓬朮, 五靈脂, 阿膠
  珠, 白茯神, 木通, 甘草, 生薑, 蜜.

(2) 지실枳實

① 지실의 상象

입에서 항문에 이르는 일관계통의 중中에서 비색痞塞된 것을 뚫어
준다.

② 지실의 위상과 역할

㈎ 지실 스스로의 위상과 역할

지실은 파적하담破積下痰[146]하는 약물로서 사하瀉下의 의미보다는
전도지관傳道之官을 따라 하행下行하는 행기行氣의 의미로 이해하여야
한다. 전도지관 내의 불필요한 어瘀와 적積을 씻어 내린다.

㈏ 배오配伍에 따른 지실의 작용 변화

지실의 위상과 역할에 따른 약리작용은 다른 약물과 만나면 변화한
다. 지실이 백출을 만나면 담음과 비증을 해소[147]한다. 과루인을 만나
면 비결을 해소[148]한다. 조각자를 만나면 대변을 통하게[149] 한다. 인
삼·백출·건강을 만나면 기가 더해지지만,[150] 망초를 만나면 파기[151]
한다.

---

146) 『湯液本草』.
147) 得白朮 去痰飮, 滌飮 消痞(一名 枳朮丸).
148) 得瓜蔞仁 消痞結.
149) 得皂角刺 通大便.
150) 得人蔘 白朮 乾薑 益氣.
151) 得芒硝 破氣.

㈐ 방제 속에서의 지실의 위상과 역할

㈎ 지출환枳朮丸

- 방해: 消食降胃 治胃虛濕熱 脾不健運 飮食不化 氣滯痰聚 心下痞悶 或臟
  腑轢弱 及便血.
- 구성: 白朮, 枳實 (2:1).

㈏ 소승기탕小承氣湯

- 방해: 下痢譫語 有燥屎者 小承氣湯主之.[152] 若腹大滿 不通者 可與 小承
  氣湯.[153]
- 구성: 大黃, 厚朴, 枳實.

㈐ 대승기탕大承氣湯

- 방해: 剛痓爲病 胸滿 口噤 臥不着席 脚軟急 必齘齒 可與大承氣湯.
  産後七八日 無太陽證 小腹堅痛 此惡露不盡 不大便 煩燥發熱 切
  脈微實 再培發熱 日晡時 煩燥者 不食 食則譫語 至夜卽愈 宜大承
  氣湯主之 熱在裡結在膀胱也.
- 구성: 大黃, 厚朴, 枳實, 芒硝.

(3) 황금黃芩

① 황금의 상象

사화瀉火의 성약聖藥이다. 일체 열을 내린다.

---

152) 『金匱要略』.
153) 『傷寒論』.

② 황금의 위상과 역할

㈎ 황금 스스로의 위상과 역할

황금은 사화瀉火[154]하는 약물이다. 사화를 현대적인 술어로 이해하면 소염, 해열, 뇌충혈腦充血, 상기上氣, 고혈압, 임신병姙娠病, 급성장염 등에 쓴다는 것이다. 또한 황금은 구토, 복통, 하리下痢에도 쓴다. 대장大腸의 화火를 사瀉하고자 할 때는 자금子芩을 쓰고 폐화肺火를 사瀉하고자 할 때는 편금片芩을 쓴다.

㈏ 배오配伍에 따른 황금의 작용 변화

황금의 위상과 역할에 따른 약리작용은 다른 약물과 만나면 변화한다. 황금이 후박·황련과 만나면 열이 심한 복통에 해열진통[155]하고, 백출을 만나면 안태[156]하고, 시호를 만나면 오한발열을 물러나게[157]하고, 작약을 만나면 이질을 치료하고,[158] 상백피를 만나면 폐열·해수·천식을 다스린다.[159] 황백과 만나면 습진을 없앤다.[160] 후박·황련과 만나면 열이 있는 복통을 멎게[161] 하고, 황기를 만나면 목의 종통을 걷어 낸다.[162] 수치법제에 따라서도 작용이 변하는데 주초酒炒하면

---

154) 『湯液本草』.
155) 得厚朴 黃連 止 腹痛身熱如火燎.
156) 得白朮 安胎.
157) 得柴胡 退寒熱.
158) 得芍藥 治痢(一名 黃芩芍藥湯).
159) 得桑白皮 肺熱, 咳嗽, 喘息.
160) 黃柏을 같은 量으로 가루 내어 기름에 개어 濕疹에 바른다.
161) 得厚朴 黃連 止腹痛身熱(因瀉肺經氣分之火).
162) 得黃芪 療鼠瘻.

기가 상행上行하니 간병肝病에 쓸 때는 주초酒炒가 유리하다.

⑷ 방제 속에서의 황금의 위상과 역할

㈀ 안태음安胎飮
- 구성: 白朮, 條芩, 當歸, 白芍藥, 熟地黃, 砂仁, 陳皮, 川芎, 蘇葉, 甘草.

㈁ 황금탕黃芩湯
- 구성: 黃芩, 白朮, 當歸(安胎).

㈂ 소시호탕小柴胡湯

㈃ 황금환黃芩丸(單方) | 明의 證治準繩方
- 방해: 淸胃熱, 治小兒衄血, 吐血, 下血.

㈄ 황금탕黃芩湯 | 『傷寒論』
- 방해: 太陽與少陽合病 自利者 與 黃芩湯 若嘔者 黃芩 加 半夏生薑湯主之.
- 구성: 黃芩, 芍藥, 炙甘草, 大棗.

㈅ 청상견통탕淸上蠲痛湯
- 방해: 治一切頭痛.
- 구성: 黃芩, 麥門冬, 羌活, 獨活, 蒼朮, 防風, 當歸, 川芎, 白芷, 蔓荊子, 細辛, 白芍藥, 甘草, 生薑 或加 藁本.

2) 청열사하약 사용설명서

사하瀉下·윤장潤腸 약류藥類의 작용설명도

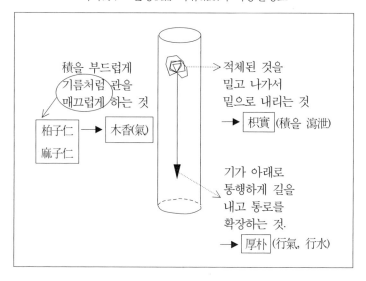

積을 부드럽게
기름처럼 관을
매끄럽게 하는 것

柏子仁　→　木香(氣)
麻子仁

적체된 것을
밀고 나가서
밑으로 내리는 것

→ 枳實(積을 瀉泄)

기가 아래로
통행하게 길을
내고 통로를
확장하는 것.

→ 厚朴(行氣, 行水)

Ⅱ. 방제의 육기론적 이해

육기六氣의 술어적述語的 의미가 생리 · 병리를 설명하는 방법으로 되면 육기에 따른 질병 인식은 그에 수반되는 본초 · 방제의 선택과 구성으로 나아간다.

1. 풍風

풍의 성질을 표현하는 술어는 개설開泄, 선행이삭변善行而數變, 동이 불거動而不居다. '개설'은 닫힌 것을 여는 것이다. 기의 출입에 있어 능동성이다. 인신을 기준으로 보면 형形 · 외外의 피부와 경락은 외부의 기의 출입이 이루어지는 부위다. 풍으로 인한 병은 외부로부터 감촉되어 내부로 전이되는 경향성을 가진다. 개설에는 개시開始의 의미도 있다. 풍이 오운과 결합할 때 목운木運과 상통하는 이유다. 풍이 춘양春陽을 승발升發하여 사시순환을 개시한다. 이러한 의미들이 병리적 인식으로 확장되면 외감外感 · 상한병傷寒病에 거풍祛風, 발한發汗하는 이치나 피부병에 거풍祛風하고 청기淸肌하는 이치가 됨을 알 수 있다. '선행이 삭변'은 유주流注 · 유행遊行이 자유자재로 된다는 것이고 풍량風量 · 풍속風速의 범위와 크기의 변화가 심하다는 것이다. '동이불거'는 풍이 양陽의 성질을 가져 머물지 않고 움직임을 일으키고 있음을 의미한다. 이러한 의미들이 병리적 인식으로 확장되면 양陽 · 동動이 저애沮碍되면 풍이 습습濕·담담痰을 끼게 되어 관절종통關節腫痛이 일어나는데, 풍의 속성에 따라 여러 지절肢節로 유주한다. 피부의 소양瘙痒·발적發赤들도 부위가 일정한 곳에 한정되지 않고 여러 부위를 옮겨 다닌다. 풍은 경락, 육부, 오장, 심중心中으로 전이되는데 밖에서 안으로 갈수록 병이 중중重하다. 치법治法은 거풍이 위주다. 피부에는 청기산淸肌散, 관절에는 소풍활혈탕疎風活血湯이 기본방이 된다.

2. 화火, 열熱, 서暑

화火에는 군화君火와 상화相火가 있다.[163] 군화는 전체성을, 상화는 주동성主動性을 표현한다. 화가 발현되면 열로 드러나고 사시四時의 기운으로는 서暑다. 화의 성질을 표현하는 술어는 열熱과 서暑의 의미를 담은 염상炎上, 부동浮動, 모진耗津이다. 염상은 화가 발현되는 상이다. 초목을 번무성장蕃茂盛長하므로 염상한다고 한다. 부동은 사시의 기운이 서暑에서 장長하므로 그 위치는 부浮에 있고, 양기陽氣이므로 동동動한다. 아래로 내려가[164] 수水와 만나야 순환의 질서에 맞다. 내려가지 아니하면 수水를 극克하므로 진액津液(水)을 모손耗損하는 것이다. 화열의 염상이 과하면 인신의 상부上部에서 화열火熱의 기운이 표출되면 면적面赤하고 눈에 충혈이 있게 되는 것이다. 구갈口渴 번조煩燥하고 정신적으로 조동躁動, 불면不眠, 광증狂症을 보인다. 청상사화淸上瀉火의 법을

---

163) 화는 五行과 六氣에 모두 있다. 군화·상화는 五行의 화이다. 이를 육기에 맞게 배속한 것이다. 이후 군·상화는 『황제내경』에서 개념화되고 金元代를 거치면서 이론화되었다.
164) 천기는 아래로 내려가야 한다. 이것이 순환의 질서다.

쓴다. 가미소요산加味逍遙散이 기본방이 된다. 밖으로 드러나면 피부발적皮膚發赤한다. 방풍통성산防風通聖散이 기본방이 된다. 서열暑熱은 청열淸熱, 자음滋陰의 법법法을 써야 한다.

3. 습습濕

습은 중탁重濁, 점체粘體, 수습水濕의 성질을 가진다. 윤기潤氣를 비화備化하여 만물을 성장하게 한다.

열熱이 천기天氣를 따라 강降하여 습열상교濕熱相交하므로 초목을 성장하게 한다. 땅(논과 밭)을 비옥하게 하고 물이 충분하게 한다. 이에 기반하여 초목(농사)을 자라게 하는 바탕이 된다. 습의 성질을 표현하는 술어는 중탁, 점체, 수습이다. 중탁하므로 아래로 흐르고 스며든다. 흐르지 아니하면 멈추고 쌓이게 되어 기혈의 흐름을 방해하고, 고이면 썩는다. 흉흉胸·복복腹에 비증痞症을 일으키고 사지백절四肢百節에 부종浮腫과 종통腫痛을 일으키고 오장육부에 습열로 인한 병을 일으키고 변하면 담痰이 된다. 이진탕二陳湯, 평위산平胃散, 오령산五苓散, 위령탕胃苓湯이 기본방이 된다.

4. 조조燥

조는 만물을 수렴하는 기운이다. 모든 일에는 갈무리되는 과정이 있고 자연의 수렴·갈무리는 조기燥氣가 수행한다. 조기는 건조한 기운이다. 초목이 번성하면 조기가 갈무리한다. 습기를 말리니 벼가 익고 나뭇잎이 시든다. 조기가 지나치면 진액津液을 상상한다. 목이 마르고 입술이 트고 대변이 굳어지고 피부와 모발에 윤기가 없어진다. 생진生津, 윤장潤腸, 윤부潤膚의 법法으로 치료한다.

5. 한寒

한은 찬 기운이다. 응체凝滯, 잠장潛藏한다. 만물의 활동이 마무리되니 자연은 다시 정적인 상태로 돌아간다. 인신이 한기寒氣에 상하면 인신의 기능·활동은 떨어지고 원기元氣를 상하고 근筋·기肌·육육肉은 굳어져서 왕래굴신往來屈伸이 순조롭지 못하다. 외형(皮膚·經絡)은 차가워지고 개설開泄이 순조롭지 못하니 외사外邪가 쉽게 침습한다. 그러므로 인신의 병중에 일체의 기능저하, 굳어짐(정신적이거나 육체적인 긴장, 응체된 덩어리), 감각적으로 찬 것은 한에 기인한 것이다. 본초本草는 건강乾薑, 육계肉桂, 부자附子가 기본 약물이고 방제는 이중탕理中湯, 오적산五積散이 기본방이 된다.

Ⅲ. 오장五臟의 기본방

오장을 인신의 기능·활동이 드러나는 주체로 삼는 오장 중심의 장부 체계에서의 처방 구성은 병이 드러내는 기의 상태를 오장으로 범주화한다.

1. 간肝의 기본방

병이 드러내는 기의 상태가 간병으로 범주화되면 간병을 구성하는 구체적인 증에 따라 그에 맞는 기본방을 설정하고 개개의 특성에 따라 가감한다.

1) 그림으로 보는 간의 기본방

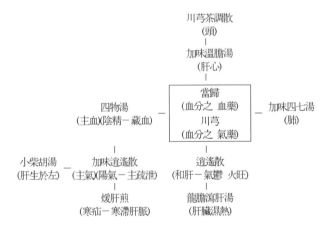

2) 장부 특성에 따른 변증의 기본방

간은 혈 중심의 사유체계에 기반한 범주에 속하므로 기본방의 중심에 사물탕四物湯[165]이 있다. 사물탕은 간이 혈을 장하는 특성을 반영하고 있다. 간은 수승화강水升火降에서 좌승의 길에 위치하여 체는 음에 속하고 용은 양에 속한다. 즉, 만물이 생성하는 천지기의 교감·순환은 지기地氣의 상승으로부터 시작된다. 지기상승은 좌승이니, 좌는 지기상승(양기 상승)하는 길이다. 즉, '간생어좌肝生於左'이다. 길이 막힌 것을 흩어서 풀어 주는 기본방은 소시호탕小柴胡湯[166]이다. 길이 막히면 혈의 공급이 순조롭지 못하다. 혈기가 수승화강의 순환이 순조롭지 못하면 두통을 일으킨다. 천궁다조산川芎茶調散[167]으로 순행시킨다. 음허하면 화왕이니 화가 왕성해진다. 혈을 보하고 화를 사하여 기혈을 조화한다. 소요산逍遙散[168]의 의미다. 화는 인신의 상부(장부로는 심)에서 내려와야 하지만 간의 기운이 역상逆上하면 내려오지 못하고 도리어 치성하게 된다. 역상에는 가미소요산加味逍遙散[169]을 써서 간심의 화를 조절한다. 오래되어서 허해지면 가미온담탕加味溫膽湯[170]을 쓴다. 신腎과의 관계에서 간승肝升은 수승水升이고 수승은 양기상승이다. 신양腎陽이 휴손虧損하면 간을 생함에 있어 간양이 허한虛寒하게 되어 기기상승氣機上升이 울체되어 굳어진다. 또한 간은 혼이 거하는 곳이고 혼은 따

---

165) 『和劑局方』, "補血 治一切失血體弱 血虛發熱 肝邪升旺 月經不調 臍腹疼痛."
166) 『傷寒論』, "胸之滿 脇痛者 膽經 肝經."
167) 『和劑局方』, "散風寒 治頭痛 迎風流淚."
168) 『和劑局方』, "調氣養血 和肝 治肝氣抑鬱 血虛火旺."
169) 『證治準繩』, "氣逆 氣上."
170) 『千金方』, "治心膽虛怯 觸事易驚."

뜻한 기운이다. 난간전煖肝煎을 쓴다. 폐와의 관계에서 간은 폐와 대대 관계에 있음으로 간기의 울결은 폐기의 울체로 드러난다. 일체의 기가 울결한다. 가미사칠탕加味四七湯171)으로 풀어 준다.

2. 심心의 기본방

병이 드러내는 기의 상태가 심병으로 범주화되면 심병을 구성하는 구체적인 증에 따라 그에 맞는 기본방을 설정하고 개개의 특성에 따라 가감한다.

1) 그림으로 보는 심의 기본방

```
                        牛黃淸心元
                        (神－心氣)
                           |
                        淸心蓮子飮  ─  黃連湯
                        (血－心血)   (舌者心之苗)

            瀉心湯   ─   炙甘草湯   ─   瀉心湯
            (心熱)      (心主血脈)     (心包)
                           |
加味逍遙散 ─ 淸肝湯   朱砂, 白茯苓  ─  歸脾湯   ─  分心氣飮
  (肝)     (肝火)    (養神)         (脾統血)   (肺－通調水道)
   |                   ↕
加味溫膽湯            導赤散
  (膽)               (小腸－心部於表
                      腎治於裡)
                        |
                      坎离丸
                      (腎－相火)
```

---

171) 『得效方』, "七氣凝結 梅核氣, 氣寬膈."

2) 장부 특성에 따른 변증의 기본방

심은 신명神明을 주재한다. 형·정의 드러남이 신이고 삶과 생명이 명이다. 맥관계통의 중심에 있어 혈을 주한다. 뇌는 신명지부神明之府이므로 심과 연계된다. 천의 의미를 가지고 오행 중 화에 속한다. 이런 의미를 상상象하여 심을 군주의 장이라 한다. 심이 손상되면 위증危證이다. 우황청심원牛黃淸心元[172]을 쓴다. 인신의 상부를 화라 하고 형정의 드러남을 신이라 하는데 심화가 뜨고 신이 어지러운 데에는 청심연자음淸心蓮子飮[173]을 쓴다. 맥관계통의 이상은 허하면 자감초탕炙甘草湯[174]을 쓰고, 실하면 사심탕瀉心湯을 쓰고, 오래되면 분심기음分心氣飮[175]을 쓴다. 심은 수승화강에서 상에 위치하여 체도 양이고 용도 양이다. 만물이 번성한다. 감수坎水는 오르고 리화離火는 내려간다. 군화君火가 동동動動하면 상화相火도 따라서 동동動動한다. 감리환坎离丸[176]으로 조절한다. 사유활동이 지나치면 심과 비를 상한다. 귀비탕歸脾湯[177]으로 조절하고 보補한다. 심과 소장은 부부관계의 장부다. 심의 병은 소장으로 조절한다. 도적산導赤散[178]을 쓴다.

---

172) 『和劑局方』, "心神不足 心氣不足 治卒中風 不省人事 神志不定 喜怒無時."
173) 『和劑局方』, "治心火上炎 口乾煩渴 小便赤澁." 청심연자음의 구성에 보제가 있긴 하지만 보제의 의미가 아니라 비우는 의미다. 예를 들어, 蓮子粥은 仙家에서 斷食後에 회복 음식으로 쓰인다.
174) 『傷寒論』, "傷寒 脈結代 心動悸 炙甘草湯主之 一名 復脈湯."
175) 『直指方』, "治七情痞滯 通利大小便 淸而疎快."
176) 『醫學入門』에 先, 後坎离丸이 있다. 변방으로 黃連淸心飮(『醫學入門』)도 있다.
177) 『濟生方』, "治憂思勞傷心脾."
178) 『小兒藥證直決』, "降心火 利小便 治心移熱於膀胱(小腸) 瀉實南 補北 扶西 抑東之意."

3. 비脾의 기본방

병이 드러내는 기의 상태가 비병으로 범주화되면 비병을 구성하는
구체적인 증에 따라 그에 맞는 기본방을 설정하고 개개의 특성에 따라
가감한다.

1) 그림으로 보는 비脾의 기본방

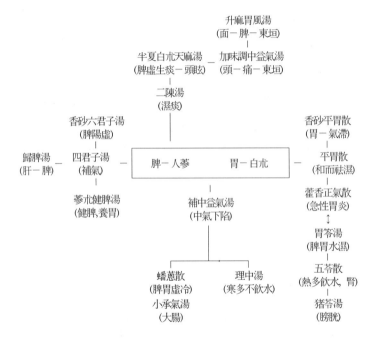

2) 장부 특성에 따른 변증의 기본방

비는 토土·중앙中央 중심의 사유체계에 기반한 범주에 속하므로 기

본방의 중심에 인삼, 백출이 있다. 영영營을 장장藏하는 비장脾臟과 소화부숙消化腐熟을 담당하는 위장胃腸이 모여 비脾를 이룬다. 사군자탕四君子湯[179]은 토·중앙이 정신精神·형기形氣의 축이면서 바탕이 되는 비가 허한 것을 보하는 기본방이고, 평위산平胃散[180]은 행기조습行氣燥濕하여 위의 소화진식을 도우는 기본방이다. 여기에 행기하는 능력을 강화한 것이 향사육군자탕香砂六君子湯,[181] 향사평위산香砂平胃散[182]이다. 습濕은 비위와 연관된 부종, 담, 구토·설사의 원인이다. 부종에는 위령탕胃苓湯[183]을 쓰고 담은 이진탕二陳湯[184]을 기본으로 하고 담이 두頭에 이르면 현훈을 일으키므로 반하백출천마탕半夏白朮天麻湯[185]을 쓰고 구토·설사에는 곽향정기산藿香正氣散[186]을 쓴다. 비위병이 한증寒證을 보이면 이중탕理中湯을 쓰고 열증熱證을 보이면 오령산五苓散을 쓴다.[187] 입에서 항문까지 수직일관구조에는 중기中氣가 흐른다. 중기가 하함下陷하면 보중익기탕補中益氣湯[188]을 쓴다.

---

179) 『和劑局方』, "治營衛氣虛 臟腑怯弱 心腹脹滿 全不思食 腸鳴泄瀉 嘔噦吐逆 大宜服之."
180) 『和劑局方』, "治脾胃不和 不思飮食 心腹脇肋脹滿刺痛 口苦無味 胸滿短氣 嘔噦惡心 噫氣呑酸 面色痿黃 氣滯瘦弱 怠惰嗜臥 體重節痛 常多自利 或霍亂及 五壹八痞 膈氣及胃 亦宜服之."
181) 龔信, 『古今醫鑑』, "治不思飮食 食後倒飽者脾虛也."
182) 『萬病回春』, "治傷食."
183) 『證治準繩』, "健胃調氣 化濕 和血 補血 治脾胃水濕 飮食停滯 霍亂嘔吐 浮腫泄瀉 四肢瘦痛 小便短少 濕瘧水蠱 及妊娠傷風 産後泄瀉."
184) 『和劑局方』, "治痰飮爲患 或嘔吐惡心 或頭眩心悸 或中脘不快 或發爲寒熱 或因食生冷 脾胃不和."
185) 『東垣十種醫書』, "治祛痰濕 化積滯 治痰厥頭痛 目眩."; 龔信, 『古今醫鑑』, "治脾胃虛弱 痰厥頭痛 其證頭苦痛如裂 身重如山 四肢厥冷 嘔吐眩暈 目不敢開 如在風雲中."
186) 『和劑局方』, "治傷寒頭疼 憎寒壯熱 上喘咳嗽 五勞七傷 八般風痰 五般膈氣 心腹冷痛 及胃嘔惡 氣瀉霍亂 臟腑虛鳴 山嵐瘴瘧 遍身虛腫 婦人 産前産後 血氣刺痛 小兒疳傷 亦皆治之."
187) 『傷寒論』, "霍亂 頭痛發熱 身疼痛 熱多欲飮水者 五苓散主之 寒多不飮水者 理中九主之."
188) 李東垣, 『脾胃論』, "治氣虛氣少 氣高氣喘 內傷勞倦 陰虛發熱 頭痛口渴 表熱自汗 畏風惡寒 體倦語懈 食少無味 心煩脈大 虛勞勞淋 遺泄交腸 凡屬脾胃虛弱 元氣不足之證 及

4. 폐肺의 기본방

병이 드러내는 기의 상태가 폐병으로 범주화되면 폐병을 구성하는 구체적인 증에 따라 그에 맞는 기본방을 설정하고 개개의 특성에 따라 가감한다.

1) 그림으로 보는 폐의 기본방

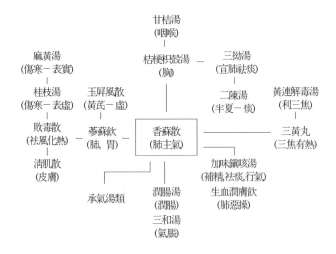

2) 장부 특성에 따른 변증의 기본방

폐는 기 중심의 사유체계에 기반한 범주에 속하고 피모皮毛를 주主하여 외부환경에 직접 노출되므로 외사에 감촉되기 쉽다. 행기行氣 발

瘡瘍過服敗毒藥 以致中氣不足者." 胃·腎·子宮 등의 下垂脫腸에 효과가 있다.

산발산發散이 위주가 되어야 하므로 기본방의 중심에 향소산香蘇散[189]이 있다. 폐는 수계기화체계水系氣化體系의 상부上部를 구성하고 호흡을 관장하므로 행기가 위주다. 인후부의 행기는 감길탕甘桔湯[190]을 쓰고, 목·가슴 부위의 행기에는 길경지각탕桔梗枳殼湯[191]을 쓰고, 흉부의 양쪽 외측의 행기에는 청피지각탕靑皮枳殼湯을 쓰고 복부의 행기에는 승기탕承氣湯[192]을 쓴다. 외감外感·발산發散에는 외표外表가 실實하면 마황탕麻黃湯[193], 삼요탕三拗湯[194], 패독산敗毒散[195]을 쓰고, 허虛하면 계지탕桂枝湯[196]을 쓴다. 외사감촉外邪感觸에 비위脾胃를 상상傷하면 삼소음蔘蘇飮[197]을 쓴다. 피부에 풍사風邪가 잠복하면 청기산淸肌散[198]을 쓰고, 조증燥證이 위주이면 생혈윤부음生血潤膚飮[199]을 쓴다. 폐는 모든 장부 기관을 덮고 있으므로 폐기가 허하면 옥병풍산玉屛風散[200]으로

---

189) 『和劑局方』, "治四時瘟疫 傷寒."
190) 『傷寒論』, "少陰病 二三日 咽痛者 可與甘草湯 不差 與桔梗湯."
191) 『類證活人書』, "仲景云 滿而不痛者爲痞 審知是痞 先用桔梗枳殼湯 尤妙."
192) 『傷寒論』, "傷寒不大便六七日 頭痛有熱者 與承氣湯."
193) 『傷寒論』, "太陽病 頭痛發熱 身疼腰痛 骨節疼痛 惡風 無汗而喘者 麻黃湯主之."
194) 『和劑局方』, "治感冒風邪 鼻塞聲重 語音不出 或傷風傷令 頭痛目眩 四肢拘倦 欬嗽多痰 胸滿氣短."
195) 『小兒藥證直決』, "治傷風瘟疫風濕 頭目昏暗 四肢作痛 憎寒壯熱 項强睛疼 或惡寒咳嗽 鼻塞聲重."
196) 『傷寒論』, "太陽中風 陽浮而陰弱 陽浮者 熱自發 陰弱者 汗自出 嗇嗇惡寒 淅淅惡風 翕翕發熱 鼻鳴乾嘔者 桂枝湯主之."
197) 『和劑局方』, "治感冒發熱頭疼 或因痰飮凝結 兼以爲熱 並宜服之 若因感冒發熱 亦如服 養胃湯法 以被蓋臥 連進數服 微汗卽愈 尚有餘熱 更宜徐徐服之 自然平治 因痰飮發熱 但連日頻 進此藥 以熱退爲期 不可預止 雖有前胡乾葛 但能解肌耳 旣有枳殼橘紅輩 自 能寬中快膈 不致傷脾 兼大治 中脘痞滿 嘔逆惡心 開胃進食 無以喩此 毋以性涼爲疑 一 切發熱 皆能取效不必拘 其所因也 小兒室女 亦宜服之."
198) 『得效方』, "治癮疹或赤或白瘙痒 荊防敗毒散加天麻薄荷蟬殼入生薑三片水煎服."
199) 『醫學正傳』, "予仲兄懷德處士 年四十五 平生體瘦弱血少 値庚子年歲金太過 至秋深燥金 用事 久晴不雨 得燥證 皮膚折裂 手足枯燥 搔之屑起血出痛楚 十指甲厚 反而莫能搔癢 予制一方 名生血潤膚飮 服數十貼 其病如脫 後治十數人皆驗."
200) 『丹溪心法』, "治自汗."

고표固表한다. 폐와 대장은 부부관계의 장부로서 상통相通한다. 폐기선
통肺氣宣通은 대장의 기체氣滯를 설설洩한다. 승기탕류承氣湯類[201]를 쓴
다. 대장열결大腸熱結로 혈폐血閉하면 삼화탕三和湯[202]을 쓰고 대장조
결大腸燥結하면 윤장탕潤腸湯[203]을 쓴다. 폐는 수지상원水之上源으로 삼
초 기화노선氣化路線의 상부上部를 구성한다. 삼초기화를 순조롭게 하
는 데는 황련해독탕黃連解毒湯,[204] 삼황환三黃丸[205]을 쓴다.

5. 신신의 기본방

병이 드러내는 기의 상태가 신병으로 범주화되면 신병을 구성하는
구체적인 증에 따라 그에 맞는 기본방을 설정하고 개개의 특성에 따라
가감한다.

---

201) 大·小承氣湯, 調胃承氣湯을 이른다.
202)『丹溪心法』, "治熱結血閉生乾地黃白芍藥川芎當歸連翹大黃朴硝薄荷黃芩梔子甘草 各七
　　分 右㕮作一貼水煎服."
203) 李東垣,『脾胃論』, "治飲食勞倦 大便秘澁 乾燥閉塞不通 全不思飲食 乃風結血結 皆能閉
　　塞也 潤燥和血疏風 自然通利也."
204)『外臺秘要』, "又前軍督護劉車者 得時疾三日已汗解 因飲酒復劇 若煩悶乾口 口燥呻吟
　　錯語不得臥 余思作此 黃連解毒湯方."
205) 龔信,『古今醫鑑』, "藏寒下血無痛 宜用薑桂之屬 積熱下血純下鮮血甚則兼痛 宜用三黃
　　湯丸"

1) 그림으로 보는 신의 기본방

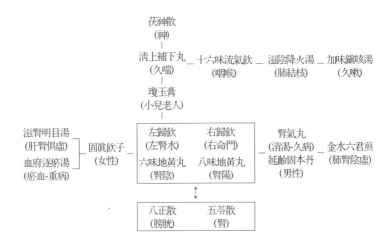

2) 장부 특성에 따른 변증의 기본방

신腎은 인신에 있어 기반적 의미를 가진다. 신神·기氣의 활동이 가능한 기반·토대가 되고 인간의 삶과 생명의 시원始源이고 인간의 삶과 생명이 이어지는 영속성의 바탕이다. 지地의 의미를 가지고 오행 중 수水에 속한다. 이런 의미를 상象하여 신腎을 명문命門의 장藏이라 한다. 수계기화체계水系氣化體系의 하부下部를 구성하고 폐閉·장藏을 관장하므로 보정補精·이수利水가 위주다. 신은 인신의 기반이므로 음양이 모두 신에서 발원發源한다. 신음腎陰이 허虛하면 육미지황환六味地黃丸206)을 쓰고 신양腎陽이 허虛하면 팔미지황환八味地黃丸207)을 쓴다. 신

---

206) 『小兒藥證直決』, "治腎水不足."; 『本草綱目』, "血虛陰衰熟地黃爲君 滑精山茱萸爲君 小便或多或少或赤或白茯苓爲君 小便淋澁澤寫爲君 心氣不足牧丹皮爲君 皮膚乾澁山藥爲君."
207) 『醫宗金鑑』, "治命門火衰, 不能生土, 以致脾胃虛寒, 飮食少思, 大便不實, 或下元衰憊,

장腎臟은 좌신수左腎水 우명문右命門으로 구성되므로, 좌신수左腎水가 부족不足하면 좌귀음左歸飮208)으로 자滋하고, 우명문右命門이 쇠衰하면 우귀음右歸飮209)으로 보補한다. 천계天癸가 이르면 여성·남성으로서 의 기반이 갖추어진다. 여성의 부족은 고진음자固眞飮子210)를 쓰고, 남 성의 부족은 연령고본단延齡固本丹211)을 쓴다. 소아·노인의 기반은 약 해지고 허하다. 경옥고瓊玉膏212)를 쓴다. 병이 오래되면 기반이 허虛해 지므로 음정陰精을 보補하면서 치료한다. 오래된 천식에는 청상보하환 淸上補下丸213)을 쓰고, 오래된 기침에는 가미진해탕加味鎭咳湯214)을 쓰 고, 음허화동陰虛火動이면 십육미유기음十六味流氣飮,215) 자음강화탕滋 陰降火湯,216) 금수육군전金水六君煎,217) 신기환腎氣丸218)을 쓴다. 병이 중重하면 토대를 손상한다. 어혈瘀血에는 혈부축어탕血府逐瘀湯219)을 쓰고, 녹내장에는 자신명목탕滋腎明目湯220)을 쓴다. 정精과 신神은 상하

臍腹疼痛, 夜多漩溺等證."

208) 『景岳新方集』, 左歸飮, "此壯水之劑也 凡命門之陰衰陽勝者宜此方加減主之. 此一陰煎 四陰煎之主方也."

209) 『景岳新方集』, 右歸飮, "此益火之劑也 凡命門之陽衰陰勝者宜此方加減主之. 此方與大 補元煎出入互用如治陰盛格陽眞寒假熱等證宜加澤瀉二錢煎成用凉水浸令服之尤妙."

210) 『醫學入門』, "治陰陽兩虛 氣血不足 飮食少思 五心煩熱 潮熱自汗 精氣滑脫 行步無力 時或泄瀉 脈度沈弱 咳嗽痰多 將盛癆瘵 中年已上之人可以常服"

211) 『萬病回春』, "治諸虛百損 中年陽事不擧 白髮還黑 久服神氣不衰 身體輕健 可升仙位."

212) 『醫學入門』, "塡精, 補髓, 調眞養性, 返老還童. 補百損, 除百病, 萬神俱足, 五藏盈溢, 髮 白復黑 齒落 更生, 行如奔馬, 日進數服, 終日不飢渴, 功效不可盡述.";『方藥合編』, "塡 精補髓 調眞養性 補百損除百病 治虛勞乾咳 久服返老還童 萬神俱足 五藏充溢 白髮還 黑 齒落更生 行如奔馬."

213) 『方藥合編』, "治哮吼, 遇寒卽發咳嗽 痰涎上壅 喘急 久不差."

214) 이 책의 제2부 치방편, Ⅳ. 보약처방 기본방 '가미진해탕'(204쪽) 내용 참조.

215) 『六科准繩』, "補虛理氣 消行濁滯 治一切惡腫 癰疽及瘻瘤人面瘡."

216) 『沈氏尊生書』, "滋陰降火 治血熱吐血氣逆 及腎水不足 陰虛骨熱 火動陽强."

217) 『景岳全書』, "治肺腎虛寒 水泛爲痰 咳嗽喘急."

218) 『金匱要略』, "男子消渴 小便反多 以飮一斗小便亦一斗 腎氣丸主之."

219) 『醫林改錯』, "活血消瘀 理氣止痛 生血 治頑痛 頭背胸脇腰四肢 等 夜甚."

220) 『萬病回春』, "滋腎明目 腎虧血虛 眼目昏暗."

上下를 이루어 상통相通한다. 신병神病은 정精으로 다스린다. 복신산茯神散[221]을 쓴다. 신과 방광은 부부관계의 장부로서 하원下源을 이룬다. 이수利水하여 행기行氣한다. 오령산五苓散[222]은 신腎의 이수·행기에 쓰고, 팔정산八正散[223]은 방광의 이수·행기에 쓴다.

221) 許叔微, 『普濟本事方』, "治大驚不語."
222) 『金匱要略』, "脈浮發熱 渴欲飮水(或水入則吐) 小便不利者 宜利小便 發汗 五苓散主之."
223) 『衛生寶鑑』, "利水洩熱 治膀胱積熱 熱淋血淋 大便秘塞 或心經邪熱蘊毒 脈證俱實."

Ⅳ. 보약처방의 기본방

　환자의 병이 보약처방이 가능한 범주 내에 있다면 보약진단 차트의
해석에 의한 보약처방의 구성은 그 기본적인 맥락을 보약의 기본방인
향사합소풍탕에 둔다. 그 다음 환자가 드러내는 기氣의 상태(病, 證과 症
狀)를 개별과의 연관을 파악하여 구체적인 변증에 적합한 기본방을 선
택한다. 이들 기본방의 조화 상태가 환자의 병증에 적합한 상태로 되면
부분적 증상이 가지는 어려움을 해결하기 위한 가감이 이루어진다. 약
량을 조절함으로써 처방 구성을 마무리한다.

1. 대표 처방

향사합소풍탕香砂合疎風湯 | 경험방224)
- 방해: 治一切疲勞.
- 구성: 香附子 8푼, 白朮 · 白茯苓 각 1돈반, 陳皮 · 白荳蔲 · 厚朴 · 砂
  仁 각 7푼, 人蔘茵蔯 · 荊芥 · 防風 · 桑白皮 · 桂枝 · 蘇葉 각 1
  돈, 山査 · 神麯 각 8푼, 炙甘草 5푼.
- 가감: (ㄱ) 大便 秘 加 木香 當歸 枳實.
  　　　(ㄴ) 大便 軟 加 大腹皮(或 訶子 肉荳蔲).
  　　　(ㄷ) 氣虛有汗 加 黃芪(或 蜜炙).

---

224) 경험방은 저자가 경험하여 구성한 처방이다.

(ㄹ) 欲嘔 眩暈 加 藿香 蘇葉.

(ㅁ) 肥濕人 加 半夏 蓮子肉 石菖蒲.

▶ 향사합소풍탕香砂合疎風湯은 비脾를 중심으로 상하축과 좌우축으로 구성되어 있다. 향사합소풍탕은 인간에게 있어 자신을 구성하는 요소와 연관에 이상이 생기거나 삶의 흐름이 정상적이고 일상적인 상태에서 이탈했을 때, 이것을 중정中正의 자연스런 흐름으로 인위적으로 가져가는 것을 보약의 의미라고 할 때, 보약의 기본방이 된다. 향사합소풍탕의 구성약물들은 이러한 의미에 맞게 각자의 약성과 능력이 서로 조화를 이루고 있다. 즉, 중정의 상태로 끌어올리는 보기약과 기의 순환·흐름을 원활히 하는 행기약과 이들의 능력을 조화하고 인신의 내외로 통하게 하는 소설풍약과 기의 상하 출입을 돕는 소도약이 배합되어 인간의 자주적인 능동적 활동(삶)이 자체적으로 수행 가능하도록 도와준다.

궁금합니다

Q 비를 중심으로 상하축과 좌우축이 구성되어 있다고 하셨는데, 더 자세한 설명을 부탁드립니다.

상하上下축은 행기약이 중심이다. 향부자, 진피, 사인, 후박 등의 약물들이 상上에서 하下로 길을 내주면서 훑어 준다. 이를 통해 기가 중심선에서 막히는 것을 뚫어 준다는 의미다. 청소 안한 도로처럼 지저분한 상태가 피로한 상태다. 이것을 행기시켜서 도로를 정리해 주는 의미가 상하축의 의미다.

좌우축의 의미는 내외內外적인 의미를 담고 있다. 향사합소풍탕은 향사육군전과 감모소풍탕을 중심으로 이루어져 있는데, 소풍탕의 발산하는 약 등이 여기에 속한다. 결국 기氣라는 흐름은 내외가 소통되고 상하가 소통되어야 한다. 소풍탕이라고 하는 것은 안에서 밖으로 창달되는 내외적인 측면에 작용한다. 결국 소풍은 내외 간 소통, 행기는 상하 간 소통이다.

그렇지만 인삼, 백출이라는 토를 보하고 기를 돋우는 약들이 같이 들어가 중심을 잡고 있다. 인삼과 백출이 밭의 기반과 밭의 생명력 역할을 충실히 수행하면서 좌우·상하로 소통시키는 것이다. 하초의 원기元氣도 처방 안에 염두에 두고 있는데 백복령과 인진으로 약간 이뇨시키면서 밑으로 소통시키는 것이다. 이는 육미나 팔미로 원기를 보하는 것과는 다른 방식이다.

이 처방을 이끌어 낸 기본적인 두 축은 향사육군자탕香砂六君子湯과 감모소풍탕感冒疎風湯이다. 내상이든 외상이든 상관없이 피로는 감기로 가는 기전이 있으므로 향사합소풍탕은 감기에 대한 예방적 의미도 있다.

Q 향사합소풍탕을 치료약으로 쓸 수도 있는 것입니까?

향사합소풍탕에 가감하는 것은 보약을 쓰는 원리다. 치료약의 범주에 있는 환자는 질병에 맞는 기본방에서 시작해야 한다. 보약은 일상생활이 유지되면서 중정선이 내려온 경우에 쓰는 것이다. 일상생활이 안 되고 바탕이 깨어진 상태라면 치료의 관점에서 접근해야 한다. 질병으로 가면 질병에 맞는 기본처방에서 시작해야 한다. 보약은 양생위주의 내內적인 수양을 통해서 외外를 겸하여 치료하는 것이고, 외적 상황이 위급하면 그 상황에 적절한 기본방을 선정하고 그에 따라서 내적 상황을 염두에 두는 식으로 치료해야 한다. 결론적으로 보약은 내적 상황을 중심으로 하면서 외外를 보는 것이고, 치료약은 외적 상황을 중심으로 내적 상황을 고려하는 것이다.

1) 향사합소풍탕의 구성원리

(1) 향사香砂의 의미 구성

① 기본방

향사육군자탕香砂六君子湯 │『方藥合編』, 上20
- 방해: 治不思飲食 食後倒飽者脾虛也.
- 구성: 香附子・白朮・白茯苓・半夏・陳皮・白荳蔲・厚朴 각 1돈, 砂仁・人蔘・木香・甘草 각 5푼.
- 가감: (ㄱ) 虛冷 加 薑桂.
  - (ㄴ) 酒滯 加 良薑.
  - (ㄷ) 食鬱 加 枳實 黃連.

② 보조방補助方

(ㄱ) **인삼양위탕人蔘養胃湯** │『方藥合編』, 中16
- 방해: 治傷寒陰症 及外感風寒 內傷生冷 憎寒壯熱 頭疼身痛.
- 구성: 蒼朮 1돈반, 陳皮・厚朴・半夏(製) 각 1돈2푼반, 赤茯苓・藿香 각 1돈, 人蔘・草果・炙甘草 각 5푼.

(ㄴ) **곽향정기산藿香正氣散** │『方藥合編』, 中14
- 방해: 治傷寒陰症 與身痛 不分表裏以此導引經絡 不致變動.
- 구성: 藿香 1돈반, 蘇葉 1돈, 白芷・大腹皮・白茯苓・厚朴・白朮・陳皮・半夏(製)・桔梗・炙甘草 각 5푼.

(ㄷ) 공진단供辰丹 | 『方藥合編』, 上38

- 방해: 稟賦虛弱 但固天元一氣 使水升火降 百病不生.

- 구성: 鹿茸・當歸・山茱萸 各 4량, 麝香 5돈.

(2) 소풍疎風의 의미 구성

① 기본방

감모소풍탕感冒消風湯 | 경험방

- 방해: 治一切感冒.

- 구성: 荊芥・防風・陳皮 各 1돈, 甘草 5푼, 石菖蒲・桑白皮・蘿葍
  子・蘇葉・蒼朮 各 1돈, 白茯苓 1돈반, 山査・神麯 各 8푼.

- 가감: (ㄱ) 咳嗽 加 杏仁 前胡 老人 加 紫菀.

  (ㄴ) 喀痰 加 瓜蔞仁 濕痰 加 貝母 寒痰 加 白芥子.

  (ㄷ) 四肢痛 加 羌活 白芍藥 獨活.

  (ㄹ) 咽喉痛 加 薄荷 牛蒡子 金銀花 或加 玄參.

  (ㅁ) 發熱 加 黃芩 金銀花 連翹 麥門冬.

  (ㅂ) 頭痛 加 白芷 川芎 薄荷.

  (ㅅ) 鼻流淸涕 加 白芷 白朮 桂枝.

  (ㅇ) 鼻塞 加 辛荑.

  (ㅈ) 氣實(非虛弱人) 加 香附子.

  (ㅊ) 食滯 去 羌活 加 厚朴 麥芽.

▶ 감기는 대체로 감모풍한感冒風寒의 법을 따른다. 인후종통이 있거나
열이 심하면 풍열風熱로 본다. 양방 해열제를 겸용해도 좋다. 폐렴
등의 징후가 보이면 수액제를 맞아 가며 한약을 복용시켜도 된다.

② 보조방補助方

㈀ 향소산香蘇散 │『方藥合編』, 中17
- 방해: 治四時傷寒 頭身痛 寒熱 傷風 傷濕 時氣瘟疫 (1)手足痲痺因濕者
        加 麻黃 桂枝 羌活 白芷 木瓜 (2)加 川芎 白芷 名 芎芷香蘇散.
▶ 향소산은 폐주기肺主氣의 기본방이다.

㈁ 인삼패독산人蔘敗毒散 │『方藥合編』, 中19
- 방해: 治傷寒 時氣發熱 頭痛 肢體痛 及 傷風 咳嗽 鼻塞 聲重 (1)加荊芥
        防風 名 荊防敗毒散 治瘴疫及 大頭瘟 (2)荊防敗毒散 加連翹金銀
        花 名 連翹敗毒散 治癰疽初發 寒熱甚似傷寒.
▶ 인삼은 열이 있을 때 쓰지 못하지만 열이 없는 비질환鼻疾患에는
  쓴다. 예전에는 장티푸스에도 썼다.

㈂ 구미강활탕九味羌活湯 │『方藥合編』, 中11
- 방해: 一名 羌活沖和湯 (1)不問四時 但有頭痛 骨節痛 發熱 惡寒 無汗 脈
        浮緊 宜用此 以代麻黃 (2)有汗不得服麻黃 無汗不得服桂枝 藥誤服
        其變不可勝言 故立此法 使不犯三陽禁忌 乃解表神方.

㈃ 필용방감길탕必用方甘桔湯 │『方藥合編』, 下125
- 방해: 治風熱咽喉腫痛.
▶ 인후종통 중 편도선염은 풍열이므로 청열약을 가미하여 쓴다.

㈄ 형개연교탕荊芥連翹湯 │『方藥合編』, 中126
- 방해: 治兩耳腫痛 有腎經有風熱

▶ 중이염中耳炎과 비질환鼻疾患을 다스린다.

㈂ 가미진해탕加味鎭咳湯 | 市中方[225]

• 방해: 감기 나은 후 해수가 그치지 않을 때 쓴다.

• 구성: 熟地黃 1돈반, 蘿蔔子・沙參・白朮・白茯苓・半夏・陳皮・當
歸・麥門冬・桔梗・前胡・五味子・桑白皮・杏仁 각 1돈, 甘草
7푼, 薑三棗二.

▶ 감기증세가 소실(열도 없고)되고 한참 지났는데도 해수가 있을 때,
태음인이나 담배 피우는 사람, 신경 많이 쓰는 사람에게서 많다.

2. 보약처방의 기본방 설정원리

보약처방에 있어 기본방의 설정은 한의학이 지닌 인식 기준에 따라
음양陰陽, 사상四象, 남녀男女, 노소老小, 계절季節, 체질體質의 차이를
반영하여 분류화하여 설정될 수 있다. 이에 따라 '소음지인少陰之人, 소
양지인少陽之人, 태음지인太陰之人, 노인老人, 여름철보약'으로 나누어
기본방을 설정하면 아래와 같다.

---

225) 시중의 임상서적이나 강의에서 제출된 처방으로 출전을 정확히 알 수 없는 경우 市中方
으로 표기했다.

1) 사상인四象人 대표처방

(1) 소음인少陰人

소음군자탕少陰君子湯 | 박순달방,[226] 경험방

- 방해: 治少陰人虛勞.
- 구성: 何首烏, 白朮, 白茯苓, 人蔘, 炙甘草, 陳皮, 蘇葉, 山査, 神麯, 玄胡
  索, 肉桂, 砂仁, 白荳蔲, 桂枝.
- 가감: (ㄱ) 便軟 袪 何首烏.

  (ㄴ) 便秘 加 木香.

  (ㄷ) 眩暈 加 天麻.

▶ 인신의 중정성中正性은 음양적 인식 속에서 양陽이 허虛하기 쉬
운 경향과 음陰이 허하기 쉬운 경향으로 드러난다. 이를 범주화
할 때 양이 허하기 쉬운 경향의 사람을 음인陰人이라 하고 음이
허하기 쉬운 경향의 사람을 양인陽人이라 한다. 이때의 음인을
사상四象인식 속에 배치하면 소음인의 특성과 유사하다. 형形이
수척해지고 기氣가 부족하며 기의 상태가 한寒의 특성(기능이 떨
어지고 긴장되고 몸이 차가워지는)을 보이면 음인이라는 인식을
중심으로 보약의 구성은 양陽을 보補함을 위주로 하여야 한다.
이러한 병증을 대표하는 기본방이 소음군자탕少陰君子湯이다.

---

226) ○○○방은 ○○○의 서적이나 강의에서 제출된 경험방이거나 ○○○이 본인에게 제공(소개)한 방
이다.

◈ 소음군자탕의 구성원리

(ㄱ) 적백하오관중탕赤白何烏寬中湯
- 방해: 四肢倦怠 小便不快 陽道不興.
- 구성: 白何首烏・赤何首烏・高良薑・乾薑・青皮・陳皮・香附子・益智
  仁 각 1돈, 棗二.

(ㄴ) 팔물군자탕八物君子湯
- 방해: 鬱狂初證 胃家實證.
- 구성: 人蔘 2돈, 黃芪・白朮・白芍藥・當歸・川芎・陳皮・炙甘草 각
  1돈, 薑三棗二.

(ㄷ) 보중익기탕補中益氣湯
- 방해: 治勞倦虛弱身熱而煩 自汗倦怠.
- 구성: 人蔘・黃芪 각 3돈, 白朮・陳皮・當歸・炙甘草 각 1돈, 蘇葉・
  藿香 각 5푼.

(2) 소양인少陽人

① 남자 대표처방

가미신기환加味腎氣丸 | 박순달방
- 구성: 熟地黃・山藥・山茱萸 각 2돈, 白茯苓・牧丹皮・澤瀉・天門冬
  각 1돈반, 白芍藥・覆盆子・麥門冬・龜板・肉桂・杜沖・免絲
  子 각 7푼, 五味子・知母・黃栢・甘草 각 5푼.

② 여자 대표처방

소양지황탕少陽地黃湯 | 박순달방

- 구성: 熟地黃·枸杞子·山茱萸 각 2돈, 澤瀉·牧丹皮·白茯苓 각 1돈
  반, 玄參·覆盆子·獨活·牛膝 각 1돈, 荊芥·防風·連翹·紅
  花·甘草 각 5푼.

- 가감: (ㄱ) 熱 加 石膏.

  (ㄴ) 外感 加 柴胡 前胡 防風.

  (ㄷ) 小便難 加 車前子 梔子.

  (ㄹ) 淋 加 木通 滑石 忍冬.

  (ㅁ) 虛 加 鹿角 茸 人蔘 香附子 陳皮 肉桂.

▶ 양인陽人은 그 병증이 음陰이 허虛하기 쉬운 경향성을 가진다.
이때의 양인을 사상四象인식 속에 배치하면 소양인의 특성과
유사하다. 남녀의 차이는 음이 소모되는 기전에 차이를 가진다.
양인은 보음補陰(補精, 補髓)하는 약이 중심을 이룬다. 남자는 신
정腎精의 외설外泄로 인해 음陰이 휴손虧損되고 여자는 월경月經
으로 인해 음혈陰血이 휴손된다. 남자양인은 양항陽亢의 편승偏
勝이 음陰의 부족을 초래하고 여자양인은 양陽을 펼치지 못하는
억울함이 기氣의 역상逆上을 초래(火升, 火旺)하여 음陰의 부족을
부채질한다. 남자양인의 기본방은 가미신기탕加味腎氣湯이 되고
여자양인의 기본방은 소양지황탕少陽地黃湯이 된다.

◆ 소양인방少陽人方의 구성원리

㉠ 신기환腎氣丸

- 방해: 滋肺之源 以生腎水

- 구성: 六味 加 五味子(『方藥合編』), 六味 加 桂枝 附子炮(『金匱要略』).

㉡ 좌귀음左歸飮 | 『景岳全書』

- 방해: 眞陰不足 虛熱內生所致 虛火上炎 腰痠遺泄 盜汗.

- 구성: 熟地黃 4돈, 山藥·枸杞子·山茱萸 각 2돈, 白茯苓 1돈반, 炙甘草 1돈.

㉢ 우귀음右歸飮 | 『景岳全書』

- 방해: 腎陽虛乏 陰寒內盛 命門火衰 精血不足.

- 구성: 熟地黃 3돈, 山藥·枸杞子·杜冲 각 2돈, 山茱萸·附子炮·肉桂·炙甘草 각 1돈.

㉣ 형방지황탕荊防地黃湯

- 방해: 荊芥防風羌活獨活 俱是補陰藥 荊防大淸胸膈散風 羌獨大補膀胱眞陰 無論頭腹痛痞滿泄瀉 凡虛弱者數百貼用之無不必效屢試屢驗.

- 구성: 熟地黃·山茱萸·白茯苓·澤瀉 각 2돈, 車前子·羌活·獨活·荊芥·防風 각 1돈.

(3) 태음인太陰人

가미청심탕加味淸心湯 | 市中方

- 구성: 山藥, 蓮子肉, 薏苡仁, 葛根, 蘿蔔子, 竹茹, 遠志, 石菖蒲, 桔梗, 白

芪, 升麻, 麥門冬, 酸棗仁, 龍眼肉, 黃芩, 白茯苓 각 1돈.

▶ 형형形의 비만비만肥滿함은 기혈의 순행을 방해한다. 그럼으로써 인간의 자율적 기능·활동은 기의 순행을 강화하는 것으로 나타나므로 화火가 발생한다. 음양의 사상四象적 인식에 있어 태음太陰은 체적體積이 크고 수렴·하강하는 기운이 왕성함을 의미한다. 이것이 병으로 드러나면 기혈이 억울抑鬱·울체鬱滯하기 쉽고 화火가 망동하기 쉽게 된다. 이는 사상인 중 태음인의 특성과 유사하다. 그러므로 태음지인太陰之人의 보약은 형형形의 이상축적을 방지하고 기혈을 순행케 하고 상부上部(횡격막 이상의 부위)의 화를 맑히는 약을 중심으로 구성된 가미청심탕加味淸心湯이 기본방이 된다.

◆ 가미청심탕의 구성원리

㈀ 태음조위탕太陰調胃湯
• 구성: 薏苡仁·乾栗 각 3돈, 蘿葍子 2돈, 五味子·麥門冬·石菖蒲·桔梗·麻黃 각 1돈.

㈁ 청심연자음淸心蓮子飮
• 방해: 治中風調氣 舌卷 暑滯 骨烝 食滯 倒飽 不思飮食 嘔吐 乾嘔 腹痛泄瀉 氣鬱 食鬱 食脹(火) 鼓脹 虛勞 夢遺 白淫 七氣 氣鬱 九氣 吐血尿血(色傷) 便血 莖中痒痛 帶泄 虛泄 痢疾 面熱(女勞) 腹臍通治.
• 구성: 蓮子肉·山藥 각 2돈, 天門冬·麥門冬·遠志·石菖蒲·酸棗仁·龍眼肉·栢子仁·黃芩·蘿葍子 각 2돈, 甘菊 3푼.

2) 남녀 대표처방

(1) 남자 일반 보약

가감쌍금탕加減雙金湯
- 구성: 白芍藥・蒼朮・熟地黃・黃芪・當歸・川芎・白茯苓・枸杞子・陳皮・厚朴・藿香 각 1돈, 山茱萸・肉桂・木香・檳榔・甘草 각 7푼반.

(2) 여자 일반 보약

고진대보탕固眞大補湯
- 구성: 熟地黃・當歸 각 1돈반, 黃芪・人蔘・白朮・白芍藥・山藥・川芎 각 1돈, 厚朴・甘草・陳皮 각 7푼, 山茱萸・枳實・澤瀉・砂仁・肉桂 각 5푼, 薑一棗二.
- 가감: (ㄱ) 心火 加 黃栢.
  (ㄴ) 腰痛 加 續斷 杜冲.

<참고 처방자료>
고진음자固眞飮子 | 『方藥合編』, 上34
- 방해: 治陰陽兩虛 氣血不足 潮熱自汗 或泄瀉 脈弱 咳嗽痰多 中年人可以常服.
- 구성: 熟地黃 1돈반, 山藥・人蔘・當歸・黃芪(蜜灸)・黃栢(鹽炒) 각 1돈, 陳皮・白茯苓 각 8푼, 杜冲・炙甘草 각 7푼, 白朮・澤瀉・山茱萸・破古紙 각 5푼.

▶ 남녀男女의 차이는 생물학적, 사회적, 문화적 권력관계 속에서 구성된 관념이다. 예를 들면, 남녀의 생물학적 차이는 남성은 고환(정자를 생산하는)을 가지고 있고, 여성은 자궁(인간 내부에 또 다른 인간을 배태할 가능성)과 유방(젖이라는 영양물질을 외부로 생산해내는)이라는 생식기관을 지니고 있다. 여성의 경대태산經帶胎産이라는 생리적 관점이 여기에서 성립된다. 남녀의 사회적 차이는 남자는 남자답게, 여자는 여자답게라는 사회 문화적 요구와 필요에 따라 그 의미화의 과정에서 발생하여 사회문화적 권력관계의 외적 표현으로 드러난다. 이에 따라 남녀는 보편적 동질성(인간이라는)이 지배적임에도 불구하고 생물학적 차이를 자연스러운 것으로 보편화함에 따라 사회문화적 권력의 차이를 관념화하였다. 이러한 남녀의 차이에 주목하여 설정된 기본방이 남자는 가감쌍금탕加減雙金湯, 여자는 고진대보탕固眞大補湯이다.

3) 노인 대표처방

천금연수단千金延壽丹
- 구성: 肉蓰蓉·免絲子·五味子·牛膝·當歸·杜冲·山藥·天門冬·麥門冬·乾地黃·熟地黃 각 1돈, 人蔘·白茯苓·小茴香·澤瀉·地骨皮·鹿角·山椒·巴戟·遠志·覆盆子·枸杞子·栢子仁 각 7푼, 甘草 5푼.

▶ 노인은 음양이 모두 휴손虧損되어 인신의 모든 구성과 기능·활동이 모두 쇠하니 화火는 음陰이 허虛한 때문이요, 굴신불리屈伸不利하고 외감병外感病에 잘 이환되는 것은 양陽이 허한 때

문이다. 평소에 양생養生을 잘하여야 하므로 노인의 보약은 양
생을 도우는 보정補精・보음補陰하고 보양補陽・양신養神하는
약을 중심으로 구성된 천금연수단이 기본방이 된다.

4) 여름철 대표처방

가미생맥산加味生脈散 | 경험방
- 구성: 麥門冬・人蔘・白朮・黃芪(蜜灸)・白茯苓 각 100g, 陳皮 80g,
  砂仁 70g, 防風・五味子 60g, 灸甘草 40g.

  ▶ 여름철에 냉장 보관하여 시원하게 먹으면 좋다. 인간은 사시四
  時에 조응하여 삶을 영위하니 여름철은 양陽이 왕성하여 인신
  의 양陽도 그 기운이 왕성하다. 이에 심心이 화왕火旺하여 그 맥
  脈이 소모가 많아지게 된다. 맥은 음양陰陽・영위榮衛의 통로가
  된다. 음양・영위의 구성과 기능・활동을 도와주는 약물로 구
  성된 처방이 생맥산이니, 여름철 보약의 기본방이 된다.

◈ 가미생맥산의 구성원리

(ㄱ) 생맥산生脈散 | 『方藥合編』, 上12
- 방해: 暑月常服 代熟水飲之.
- 구성: 麥門冬 2돈, 人蔘・五味子 각 1돈.

(ㄴ) 옥병풍산玉屏風散 | 『方藥合編』, 中96
- 방해: 治表虛自汗.
- 구성: 白朮 2돈반, 防風・黃芪 각 1돈2푼.

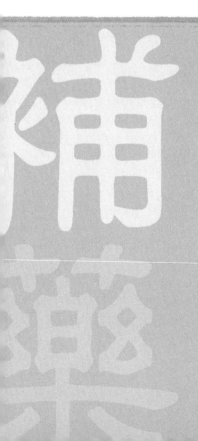

제3부 임상편

본편은 한의학의 이론·지식·경험이 어우러지는 공간인 한방 병·
의원에서 보약을 지으러 온 환자에 대해 한의학의 이론·지식·경험
을 어떻게 활용할 것인가에 대해 저자의 임상 경험을 되돌아보고 정리
한 것이다. 건강과 질병은 그 경계가 뚜렷이 구분되지 않듯이 보약과
치료약도 그 경계가 명확히 구분되는 것은 아니지만, 보약의 기본방을
중심으로 가감의 운용법을 설정하고 특정한 병증에 대해서는 그에 맞
는 기본방과 가감의 운용법을 예시해 보았다.

1장. 보약 진단 실습용 차트

(※ 의사가 묻기를: "어디가 불편해 오셨나요?", 환자가 대답하기를: "보약 지으러, 피곤해서 그냥 왔어요" 하거나 "요즘 쉽게 피로를 느낌, 아침에 일어나기 힘들어요, 체력이 떨어져서 힘을 못 써요" 한다)

1. 외형

1) 키:___㎝ (※ "미안하지만 키가 얼마죠?")

2) 몸무게:___㎏ (※ "체중은요?")

3) 면색: 청, 적, 황, 백, 흑, 관홍, 면부발진, 음영(원래 피부색, 드러난 색, 혼합형태)

4) 체형: 비만형, 수척형, 어깨발달, 하체발달

5) 땀: 전신형, 얼굴형, 수족형, 자한, 도한 (※ "땀이 나는 가요?")

6) 목소리: 쉰 목소리, 흥분형, 차분형

7) 복부: (손을 갖다 대었을 때) 차다, 뜨겁다, 동계動悸유무, (눌렀을 때) 통증유무

2. 내경

1) 소화 상태 (※ "~이 있나요?")

       (1) 속쓰림: 다, 소, 식전, 식후, 특정한 상황에서.

       (2) 트림: 자주, 가끔

       (3) 복만: 더부룩(심함, 약간), 가스 찬다, 방기 잦다, 복명腹鳴

       (4) 식욕부진, 식욕항진

       (5) 담증 3증(현훈, 경계-가슴이 두근거림, 욕토-속이 메슥거림)

2) 대변 상태 (※ "~는 매일 보나요?")

       (1) 횟수:___회/1일,___1회 /___일

       (2) 성상: 굳은 편, 보통, 무른 편, 가는 편, 염소똥 모양

       (3) 색상: 보통, 검은 편, 흰 편

       (4) 기타: 냄새가 많다, 후중後重

3) 소변 상태 (※ "~은 자주 보지 않나요?")

    (1) 1회/ 시간, 빈삭, 보통

    (2) 임역, 삽통, 무력, 가늘다

    (3) 황색, 적색, 거품, 혈뇨(검사상 혈뇨, 단백뇨)

4) 수면 상태 (※ "~은 잘 자나요?")

    (1) 불면, 천면, 부족(낮잠도 확인)

    (2) 기면

5) 월경 상태 (※ "~은 규칙적으로 하나요?")

    (1) 주기: 규칙적, 늦어진다, 당겨진다.

    (2) 기간: 5일, 3일 이내, 7일, 7일 이상

    (3) 성상: 보통, 덩어리, 색상: 검다, 검붉다, 묽다

    (4) 대하: 흰색, 노란색, 없음(나올 때가 기준임)

    (5) 기타: 자궁적출, 종양

6) 약물 복용 (※ "혈압이나 당뇨는 없지요?")

    (1) 만성질환이 있는가: 고혈압, 당뇨, 심장병, 간염

    (2) 기왕력이 있는가: 암류, 결핵, 갑상선, 수술력

    (3) 만성적인 항강, 두통, 요통, 슬통, 통풍, 류머티즘 등

7) 기타 (※ "가래는 없지요, 담배·술·커피는 얼마나~")

    (1) 기침, 가래, 숨차다(장소, 시간)

    (2) 기호식품: 담배___/1일, 술___/1주일, 커피___/1일

8) 진단 관련 사항

  (1) 맥진: 부, 침, 지, 삭, 미현微弦, 현, 삽, 결대結代, 리듬변경

  (2) 설진: 설질-윤, 건조, 치흔

       설태-백, 황, 흑, 후厚, 박薄

       설색-자紫, 청자靑紫, 홍紅, 분홍, 자적紫赤

  (3) 태음인, 태양인, 소음인, 소양인(확신, 추정, 경향)

  (4) 비만, 수척, 장애의 유무

2장. 차트에 따른 진단과 치방

    차트를 충분히 연습한 후에는 본격적으로 처방에 들어간다. 처방의 구성은 늘 향사합소풍탕香砂合疎風湯을 염두에 두고 가감加減하는 것을 원칙으로 한다. 병증病證이 치료약의 처방을 요할 때에는 병증에 따른 기본방基本方을 중심으로 가감한다.

Ⅰ. 외형外形

인신의 음양陰陽·형기形氣·기혈의 상태는 외부로 드러난다. 여기서 선·후천의 상태를 개략적으로 살핀다. 체질감별을 염두에 두고 기록한다.

1. 키와 몸무게

외형의 크기를 보는 것은 음양기陰陽氣의 상태를 보는 것이다. 키가 큰 것은 양기가 상승해야 할 바가 큰 것이고 작은 것은 양기가 조금만 있어도 충분이 위에까지 다다를 수 있는 것이다. 키가 작은 것을 좋게 보는 입장[1]은 여기에서 연유한다. 몸무게는 형의 비수를 보는 것이다. 체형이 큰 것은 음이 큰 것이고, 작은 것은 음이 적은 것이다. 체비體肥하면 양이 부족하기 쉽고, 습담이 생기기 쉽다. 체수體瘦하면 음이 부족한 것이고 음허陰虛하면 화동火動하므로 화가 쉽게 동요한다.

2. 면색

면색은 전신의 신색神色이다. 색을 보고 빛깔을 본다. 청흑색은 간·

---

[1] 키가 큰 것보다 작은 게 좋다.

신이 병든 것이고, 백색은 기혈이 부족한 것이고, 자색은 한사와 화가 섞인 것이고, 황색은 비위가 병든 것이고, 얼굴이 붉거나 열감을 느끼는 것은 화가 동한 것이다. 색이 치우지지 않고 빛깔이 맑은 것이 좋은 것이다.

얼굴은 각 부분이 균형이 잘 갖추어져 있는 것이 좋다. 기울어져 있거나 떨림이 있거나 발진·발반이 있는 것은 좋지 못하다.

1) 여드름

◎ **기본방:** 청상방풍탕淸上防風湯 |『方藥合編』, 中124
- **방해:** 淸上焦火 治頭面生瘡癤 風熱毒.
- **구성:** 防風 1돈, 白芷·連翹·桔梗 각 8푼, 荊芥·梔子·黃連·枳殼·薄荷 각 5푼, 甘草 3푼.

2) 구안와사口眼喎斜

◎ **대표처방:** 이기거풍탕理氣袪風湯 | 한국 경희대원내처방
- **방해:** 口眼喎斜 半表半裡.
- **구성:** 羌活, 獨活, 枳殼, 靑皮, 陳皮, 烏藥, 桔梗, 南星, 天麻, 川芎, 白芷, 荊芥, 防風, 白芍藥, 甘草, 白附子, 白殭蠶 각 7푼.
  - ▶ 구안와사방은 안면부의 마비환자에게 쓴다. 피로가 누적되면 안면부가 떨리다가(경련) 견딜 수 없게 되면 돌아간다(喎斜). 휴식을 취하면서 치료한다.

◎ **기본방**: 구안와사방口眼喎斜方 | 경험방

- 방해: 모든 구안와사중에 쓴다.

- 구성: 香附子・羌活・獨活・桔梗・靑皮・陳皮・烏藥・天麻・川芎・
  荊芥・防風・白殭蠶 각 1돈, 甘草 5푼.

- 가감: (ㄱ) 頭痛 眩暈 加 枳殼 半夏 白芍藥 白芷 南星 蔓荊子 각 7푼.

  (ㄴ) 虛勞 加 黃芪(密灸) 白朮 白茯苓 何首烏 藿香 大腹皮 각 1돈.

  (ㄷ) 左側痲痹 加 四君子湯 右側痲痹 加 四物湯.

  (ㄹ) 高血壓 加 豨薟 釣鉤藤 각 1돈.

  (ㅁ) 消化不良 加 厚朴 蘇葉 山査 神麯 麥芽.

  ▶ 구안와사에 쓰는 시중의 경험처방을 분석해 보면 공통적으로
  들어 있는 약물이 기본방으로 표현되어 있다. 기본방을 중심으
  로 환자의 증상과 체질에 맞게 변형하여 사용하면 된다. 이것이
  한방의 변증론치의 장점이다.

3) **안검경련眼瞼痙攣**

◎ **대표처방**: 쌍금탕가감雙金湯加減 | 市中方

- 방해: 상하안검경련증, 안면경련증.

- 구성: 白芍藥・蒼朮 각 2돈, 熟地黃・當歸・川芎・黃芪・厚朴・陳
  皮・半夏・藿香・甘草 각 1돈, 桂皮 5푼, 白殭蠶・木香 각 1돈.

  ▶ 안면의 떨림은 대개 과로가 원인이므로 노권상勞倦傷의 대표처
  방인 쌍화탕雙和湯과 불환금정기산不換金正氣散을 합한 처방인
  쌍금탕을 위주로 항경련하는 약물을 가미하여 쓴다. 참고로 이
  와 같은 방식으로 교통사고 환자에게도 쌍금탕을 위주로 거어

혈祛瘀血하는 약물을 가미하여 쓴다.

◎ 기본방

(a) 쌍화탕雙和湯 |『和劑局方』
- 방해: (ㄱ) 補血益氣 治大病後 虛勞氣乏[2]

　　　　(ㄴ) 氣血俱傷 或房室後 勞役 或勞役後犯房 及大病後 氣乏自汗[3]
- 구성: 白芍藥(酒炒) 2돈반, 熟地黃(酒洗)·黃芪(蜜灸)·當歸(酒洗)·川芎 각 1돈, 桂皮·炙甘草 각 7푼, 薑三棗二.

　▶ 쌍화탕은 사물탕四物湯과 황기건중탕黃芪建中湯을 합방한 처방이다. 방실후房室後에는 음허화동陰虛火動하여 끈끈하고 칙칙한 땀이 나고 목이 마르고 복직근腹直筋이 굳으며 허리와 무릎이 뻐근한 마치 몸살과 같은 증상을 보인다. 이러한 상태에 적합한 처방이다.

(b) 불환금정기산不換金正氣散 |『和劑局方』
- 방해: (ㄱ) 祛濕 健胃 化痰 行滯 治傷寒溫疫 時氣感冒 藿亂吐瀉 寒熱往來 痰瘧食積 頭痛壯熱 腰背拘急 脾胃不和 臟腑虛寒 虛熱 下痢赤白 山嵐瘴氣 瘴疸.[4]

　　　　(ㄴ) 治傷寒陰證 頭身痛寒熱.[5]
- 구성: 蒼朮·厚朴·陳皮·藿香·半夏 각 2돈, 甘草 1돈, 薑三棗二.

　▶ 장염 걸려 보면 괴롭죠? 방해의 증상(傷寒溫疫 時氣感冒 等等)을

---

2)『和劑局方』.
3)『方藥合編』, 上31.
4)『和劑局方』.
5)『方藥合編』, 上13.

읽어 보면 무시무시하죠? 그때 쓰는 약인데 돈으로 안 바꾸겠죠? 조습행기燥濕行氣하는 처방이다. 평위산平胃散(燥濕行滯의 기본방)과 이진탕二陳湯(祛痰燥濕의 기본방)을 합한 처방이다.

4) 면적面赤(火氣上炎)에는 목단피(心火), 치자(肝火)를 가한다[6]

◎ 기본방

(a) 가미소요산加味逍遙散 │『方藥合編』, 下62

• 방해: 治痰中見血 有火方用.

• 구성: 牧丹皮・白朮 각 1돈반, 當歸・赤芍藥・桃仁・貝母 각 1돈, 山梔・黃芩 각 8푼, 桔梗 7푼, 靑皮 5푼, 甘草 3푼.

(b) 청심연자음淸心蓮子飮 │『方藥合編』, 中64

• 방해: 治心火上炎 口乾 煩渴 小便赤澁 又治隨溲百物如精 宜降心火 亦治赤白濁 此治不能食而渴.

• 구성: 蓮子 2돈, 人蔘・黃芪・赤茯苓 각 1돈, 黃芩・車前子, 麥門冬・地骨皮・甘草 각 7푼.

5) 육혈衄血에는 사궁산(川芎, 香附子)과 황금, 아교주를 가한다

* 참고: 육혈의 기본방은 사궁산莎芎散, 당귀육황탕當歸六黃湯이다.

육혈방衄血方 │ 市中方

---

6) '000에는 00을 가한다'는 문장에서 기본처방은 香砂合疎風湯을 가리킨다. 즉 얼굴에 화가 뜰 때에는 향사합소풍탕에 목단피, 치자를 가미해서 쓴다.

- 구성: 大薊 3돈, 生地黃·當歸·白芍藥 각 2돈, 梔子·黃芩 각 1돈반, 川芎·黃連·防風·大黃 각 1돈(6첩~10첩을 쓴다).

6) 비염[7]은 변증해서 치료한다

(1) 비류탁체鼻流濁涕 형

◎ 대표처방: 형개연교탕荊芥連翹湯 │ 沈氏尊生書方
- 방해: (ㄱ) 宣風熱 散毒滯 治膿耳.[8]
         (ㄴ) 兩耳腫痛 由腎經有風熱.[9]
- 구성: 荊芥·連翹·防風·當歸·川芎·白芍藥·柴胡·黃芩·枳殼· 山梔子·白芷·桔梗 각 7푼, 甘草 5푼.

  ▶ 본 처방은 풍열증風熱證으로 인한 이耳, 비鼻, 인후咽喉의 질환을 다스리는 처방이다. 흔히 축농증으로 알려진 부비동염副鼻洞炎 에 이 처방을 기본으로 가감하여 쓴다.

(2) 비색鼻塞 형

◎ 대표처방: 비색통규탕鼻塞通竅湯 │ 市中方
- 방해: 不聞香臭 鼻塞聲重.
- 구성: 黃芪·蒼朮·葛根 각 1돈반, 羌活·防風·獨活 각 1돈, 升麻· 川芎·藁本 각 8푼, 麻黃·桔梗·白芷·細辛 각 5푼, 川椒·木

---

7) 비염을 병의 특정한 범주로 간주하면 변증으로 분류할 수 있다.
8) 『沈氏尊生書』.
9) 『東醫寶鑑』.

香・甘草 각 3푼, 丁香 2푼.

▶ 본 처방은 비후성비염肥厚性鼻炎이나 코막힘이 주증상인 경우에 이 처방을 기본으로 가감하여 쓴다.

◎ 기본방: 여택통기탕麗澤通氣湯 │『方藥合編』, 中127
• 방해: 治鼻不聞香臭 此肺有風熱.
• 구성: 黃芪 1돈, 蒼朮・羌活・獨活・防風・升麻・葛根 각 7푼, 炙甘草 5푼, 麻黃・川椒・白芷 각 3푼, 薑三棗二.

▶ 비색통규탕鼻塞通竅湯은 여택통기탕의 변방變方이다.

(3) 비치鼻痔 형

◎ 대표처방: 비치소풍탕鼻痔消風湯 │ 市中方
• 방해: 鼻痔.
• 구성: 黃芩・梔子 각 1돈반, 桔梗・赤芍藥・桑白皮・羌活・荊芥・獨活・連翹・蒼耳子・麥門冬 각 1돈, 薄荷・辛荑・川芎・防風・白芷・白茯苓・甘草 각 7푼, 蟬蛻・甘菊・葛根 각 5푼, 細辛・升麻 각 3푼.

시중방市中方
• 방해: 鼻痔 鼻塞.
• 구성: 枯白礬, 瓜蒂, 細辛, 輕粉을 가루 내어 대추씨기름에 개어 환으로 쓴다.

(4) 천식喘息 형

◎ 대표처방: 청상보하탕淸上補下湯 | 市中方
• 방해: 천식환자가 비염질환을 겸한 경우의 치료처방이다.
• 구성: 熟地黃 1돈반, 山藥 · 山茱萸 · 白茯苓 각 1돈, 牧丹皮 · 澤瀉 각
      5푼, 枳實 · 麥門冬 · 天門冬 · 貝母 · 桔梗 · 黃連 · 杏仁 · 半夏 ·
      瓜樓仁 · 黃芩 각 1돈반, 甘草 5푼.

◎ 기본방: 청상보하환탕淸上補下丸湯 | 『方藥合編』, 上52
• 방해: 治哮吼 遇寒卽發咳嗽 痰涎上壅 喘急 久不差.
• 구성: 六味元 加 五味子 · 枳實 · 麥門冬 · 天門冬 · 貝母 · 桔梗 · 黃
      連 · 杏仁 · 半夏 · 瓜樓仁 · 黃芩 각 1량5돈, 甘草 5돈.
• 복용법: 蜜丸梧子大 米飮 呑下 七八十丸.
  ▶ 반하를 빼고 쓰는 게 낫다. 찬 약을 쓸 때 더운 약을 빼는 것도
    좋다.

◎ 시중경험방: 태음인 마황정천탕麻黃定喘湯
• 방해: 喘息
• 구성: 麻黃 3돈, 杏仁 1돈반, 黃芩 · 萊葍子 · 桑白皮 · 桔梗 · 麥門冬 ·
      款冬花 각 1돈, 銀杏(炒) 21枚.
  ▶ 태음인太陰人의 천식에 쓴다. 태음인 감별을 잘해야 한다.

◎ 기본방: 정천탕定喘湯 | 『方藥合編』, 中53
• 방해: 治哮喘神方 審其表實 然後可用.

- 구성: 麻黃 3돈, 杏仁 1돈반, 片芩·半夏·桑白皮·蘇子·款冬花·甘草 각 1돈, 銀杏(炒) 21枚.

  ▶ 마황麻黃, 행인杏仁은 진해평천鎭咳平喘의 주된 약물이다. 시중 경험방의 변화를 참고하면 좋다.

(5) 비류청체鼻流清涕 형

◎ 대표처방: 제습온폐탕除濕溫肺湯 | 市中方

- 방해: 鼻流清涕 憲氣.

- 구성: 半夏·蒼朮 각 2돈, 陳皮·赤茯苓·辛荑·石菖蒲·川芎·白芷·羌活 각 1돈, 當歸·細辛·桔梗·薄荷·甘草 각 5푼.

  ▶ 알러지성 비염의 통용방이다.

◎ 기본방

(a) 제습탕除濕湯 | 『方藥合編』, 增補58

- 구성: 蒼朮, 陳皮, 白茯苓, 半夏, 藿香, 厚朴, 甘草 각 1돈.

  ▶ 비중습脾中濕에 쓴다.

(b) 소청룡탕小靑龍湯 | 『方藥合編』, 中27

- 방해: 治傷寒表不解 心下有水氣 乾嘔 氣逆 發熱 咳喘 服此湯者 裡氣溫 水欲散.

- 구성: 麻黃·白芍藥·五味子·半夏(製) 각 1돈반, 細辛·乾薑·桂枝·炙甘草 각 1돈.

  ▶ 엑기스제를 쓰기도 한다.

(c) 소풍탕疎風湯 │『方藥合編』, 中2

- 방해: 治風中腑 手足不仁 宣宜解表 後用愈風散調理
- 구성: 羌活 · 防風 · 當歸 · 川芎 · 赤茯苓 · 陳皮 · 半夏 · 烏藥 · 白芷 ·

  香附子 各 8푼, 桂枝 · 細辛 · 甘草 各 3푼.
- 가감: (ㄱ) 虛 加 人蔘.

  (ㄴ) 寒 加 附子.

  (ㄷ) 熱 加 黃芩.

▶ 청폐淸肺의 의미는 폐의 숙강기능肅降機能 이상異常을 치치하는
  것이고 여기서 온폐溫肺는 폐가 상한傷寒하여 제 기능을 잃어버
  렸다는 의미이다. 비토脾土를 온溫하여 폐온肺溫한다. 기본방 세
  가지를 잘 활용하여 알러지성 비염을 치료한다. 이 같은 용례는
  임상경험방臨床經驗方에 많이 있다.

◎ 임상경험방

(a) 가미통규탕加味通竅湯 │ 市中方 韓國

- 방해: 알러지성 비염 噴嚔.
- 구성: 蒼朮 · 葛根 · 黃芪 各 2돈, 羌活 · 獨活 · 藁本 · 升麻 · 防風 · 川

  芎 · 白芷 · 木通 各 1돈, 細辛 · 炙甘草 各 7푼, 麻黃 · 川椒皮 ·

  薄荷 各 5푼.

▶ 여택통기탕麗澤通氣湯을 변형하여 재채기가 심한 비염에 쓴다.

(b) 온폐지류단溫肺止流丹 │ 市中方 韓國

- 방해: 알러지성 비염
- 구성: 半夏, 蒼朮, 羌活, 獨活, 防風, 白芷, 蒼耳子, 辛荑, 荊芥, 桔梗, 川

芎, 白茯苓, 桑白皮, 杏仁, 赤芍藥, 黃芩, 陳皮, 葛根, 甘草, 蟬蛻,
藿香, 薄荷, 麥門冬 각 8푼.

▷ 재채기 기침이 심하고 콧물 눈물에 눈까지 가려울 때 쓴다.

(c) 비염방鼻炎方 | 市中方 韓國

· 방해: 알러지성 비염

· 구성: 辛荑, 葛根, 柴胡, 桂枝, 黃芪, 川芎, 防風, 桔梗, 厚朴, 當歸, 白芷,
　　　黃芩, 白茯苓, 金銀花, 連翹, 麻黃, 半夏, 獨活, 荊芥, 甘草 각 1돈

▷ 일체 비염에 쓴다. 환으로 투약해도 효과가 있다. 환은 호환糊丸
으로 하루 세 번 1회에 50환씩 쓴다.

7) 안질환眼疾患

◎ 대표처방: 석결명산石決明散 | 『方藥合編』, 下107

· 방해: 治肝熱 眼赤腫 生瞖 或脾熱 瞼內鷄冠蜆肉 蟹睛疼痛 或旋螺尖起

· 구성: 石決明 · 草決明 각 1량, 羌活 · 梔子 · 木賊 · 靑箱子 · 赤芍藥 각
　　　5돈, 大黃 · 荊芥 각 2돈반을 麥門冬煎湯에 2돈씩 타서 먹는다.

＊참고: 바세도우씨 병에 응용한다.

8) 두통은 천궁, 박하를 가한다

◎ 대표처방: 청상견통탕淸上蠲痛湯 | 『方藥合編』, 中116(『壽世保元』)

· 방해: 治一切頭痛 新舊左右 皆效(老虛人 無實熱 不可用).

· 구성: 黃芩(酒洗) · 當歸 · 川芎 · 羌活 · 獨活 · 蒼朮 · 防風 · 白芷 · 麥門冬

각 1돈, 蔓荊子·甘菊 각 5푼, 細辛 薄荷 甘草 각 3푼, 薑三.

- 가감: (ㄱ) 濕痰 加 厚朴 白茯苓.

  (ㄴ) 痛甚 加 藁本 1돈 乳香 沒藥末 각 3푼 調服.

  (ㄷ) 精神不安 加 香附子 白朮 天麻 1돈.

  (ㄹ) 眼不淸 去 羌活 獨活 加 枸杞子 1돈 草決明 7푼.

▶ 청상견통탕은 구미강활탕九味羌活湯과 천궁다조산川芎茶調散을 합한 처방에 당귀, 독활, 맥문동, 만형자, 감국을 더했다. 변증에 관계없이(新舊左右 皆效의 의미는 변증에 구애받지 말라는 의미다) 모든 두통에 쓸 수 있고 엑기스분말이나 가루약으로 써도 효과가 있다.

◎ 기본방

(a) 구미강활탕九味羌活湯 |『方藥合編』, 中11

- 방해: 不問四時 但有頭痛 骨節痛 發熱 惡寒 無汗 脈 浮緊 宜用此 以代 麻黃 有汗不得服麻黃 無汗不得服桂枝 若誤服 其變不可勝言 故立 此法 使不犯三陽禁忌 乃解表神方.

- 구성: 羌活·防風 각 1돈반, 川芎·白芷·蒼朮·黃芩·生地黃 각 1 돈, 細辛·甘草 각 5푼.

▶ 두통은 대부분 어깨근육의 긴장을 동반한다. 감기나 소화불량, 스트레스로 인한 여러 질환들은 모두 태양경太陽經의 긴장으로 부터 시작되므로 목, 뒷덜미, 어깨, 등(背)에 이르는 태양경면이 긴장된다. 태양경병을 해표解表하는 구미강활탕은 태양경면의 긴장으로 유발된 두통의 치료에 효과적이다. 다만 강활은 소화에 지장이 있으므로 평소 위장이 약하거나 소음인이나 소화불량이

있는 사람은 투약에 주의해야 한다. 참고로 청상견통탕의 변방인 구풍견통탕驅風蠲痛湯은 두통과 항견통項肩痛을 다스린다.

(b) 천궁다조산川芎茶調散

• 방해: (ㄱ) 散風寒 治頭痛, (ㄴ) 治鼻淵, (ㄷ) 散風明目 治迎風流淚.

• 구성: (ㄱ) 薄荷 2돈, 川芎・荊芥 각 1돈, 羌活・白芷・甘草 각 8푼, 細辛 7푼.10)

    (ㄴ) 黑山梔子, 川芎, 荊芥, 白芷, 桔梗, 甘草, 黃芩(酒洗), 貝母 각 1돈.11)

    (ㄷ) 川芎, 荊芥, 薄荷, 炙甘草, 木賊, 防風, 羌活, 石決明, 菊花, 石膏 각 1량.12)

• 복용: 1회에 2돈을 1일 3회 복용한다.

• 가감: 陽明經−川芎・白芷, 太陽經−羌活・防風, 少陰經−細辛, 少陽經−柴胡, 太陰經−半夏, 厥陰經−吳茱萸.

(c) 가미방풍탕加味防風湯 | 市中方

• 방해: 고혈압으로 인한 두통에 쓴다. 잘 듣는다.

• 구성: 防風・生乾芐・當歸・川芎・白芍藥 각 1돈반, 荊芥・薄荷・蔓荊子・藁本・白芷 각 1돈, 細辛 7푼.

9) 이롱耳聾은 황기, 목통이 기본이다

---

10) 『和劑局方』.
11) 『方藥合編』, 增補154.
12) 『醫宗金鑑』.

이롱방耳聾方 | 경험방

- 방해: 滲出性 中耳炎.
- 구성: 黃芪·葛根·羌活·防風·石膏·獨活·桔梗·白芷·蔓荊子 각
  1돈, 桑白皮·杏仁·連翹·砂仁·木通·白芍藥 각 8푼, 陳皮·
  五味子·白茯苓·金銀花 각 1돈반.

  ▶ 삼출성 중이염에는 황기 목통이 꼭 들어가야 한다. 폐와 방광은
    수계노선의 양 축이기 때문이다. 만형자산의 변방이다.

◎ 기본방: 만형자산蔓荊子散 | 『方藥合編』, 中125

- 방해: 治腎經有風熱 耳中熱痛 出膿汁 或鳴 或聾.
- 구성: 蔓荊子·赤茯苓·甘菊·麥門冬·前胡·生地黃·桑白皮·赤芍
  藥·木通·升麻·甘草 각 7푼, 薑三棗二.

3. 체형·체질

환자를 처음 만나서 보고 판단하는 첫 번째 정보는 외형·기상氣象
이다. 신색神色으로 종합적인 상태를 파악하고 체형·골격·행동을 통
해 음양기陰陽氣의 상태와 사상체질 감별을 위한 예비 판단을 한다.

4. 땀

땀은 크게 자한自汗과 도한盜汗으로 나뉜다. 자한은 기허氣虛한 것이

고, 도한은 음허陰虛한 것이다. 땀이 많은 것은 몸에 습이 풍부한 것이
고(태음인의 가능성을 보고) 적은 것은 인신이 형음形陰의 손실을 우려하
여 배설을 조심하는 것이다(소음인의 가능성을 본다). 수족에 땀이 나는
것은 쉽게 긴장하는 것이니 신神이 허한 것이고, 인신의 좌우 한쪽으로
만 땀이 나는 것은 정신적인 과로 상태를 보여 주는 것이다.

1) 기허자한氣虛自汗

(ㄱ) 보중익기탕補中益氣湯 | 『方藥合編』, 上22
- 방해: 治勞役太甚 或飮食失節 身熱自汗.
- 구성: 黃芪 1돈반, 人蔘·白朮·甘草 각 1돈, 當歸身·陳皮 각 5푼,
  升麻(酒洗)·柴胡(酒洗) 각 3푼.

(ㄴ) 옥병풍산玉屛風散 | 『方藥合編』, 中96
- 방해: 治表虛自汗.
- 구성: 白朮 2돈반, 防風·黃芪 각 1돈2푼.

2) 음허도한陰虛盜汗

(ㄱ) 육미지황탕六味地黃湯 | 『方藥合編』, 上40
- 방해: 治腎水不足.
- 구성: 熟地黃 8량, 山藥·山茱萸 각 4량, 白茯苓·牧丹皮·澤瀉 각 3량.

(ㄴ) 가미육황탕加味六黃湯 | 박순달방
- 방해: 盜汗 특효방.
- 구성: 黃芪 · 當歸 · 白芍藥 각 2돈, 熟地黃 · 麥門冬 · 白朮 각 1돈반,
  生地黃 · 陳皮 각 1돈2푼, 知母(炒) · 黃栢(炒) · 黃芩(炒) · 黃連
  (薑炒) 각 1돈, 炙甘草 7푼, 薑三棗二.
- 가감: 自汗 加 白茯苓 牡蠣粉 人蔘 각 1돈, 烏梅 1매.

3) 수족한手足汗

(ㄱ) 황련해독탕黃連解毒湯 | 『方藥合編』, 下12
- 방해: 治傷寒 大熱 煩燥 不得眠 差後飮酒 及 一切熱毒.
- 구성: 黃連, 黃芩, 黃栢, 梔子 각 1돈2푼반.

(ㄴ) 백호탕白虎湯 | 『方藥合編』, 下7
- 방해: 治陽明經病 汗多 煩渴 脈洪大.
- 구성: 石膏 5돈, 知母 2돈, 甘草 7푼.

5. 목소리

목소리는 그 사람의 기의 다소를 보여 주고 기의 상태를 보여 준다.
목소리가 큰 사람은 기가 왕성한 것이고 약한 사람은 기가 부족한 것
이고 탁한 사람은 폐의 선숙기능宣肅機能에 이상이 있거나 담배 등의
탁기에 많이 노출된 사람이다. 맑은 사람은 생기生氣가 아직 잘 유지되

고 있는 사람이다. 쉰 목소리는 음이 부족한데 양을 많이 끌어 써서 형
形이 깨어진 상태를 보여 준다.

1) 폐기선통肺氣宣通

길경지각탕桔梗枳殼湯
- 가감: 기침에는 石菖蒲, 桑白皮, 杏仁. 老人은 紫菀을 가한다.
  가래에는 蘿葍子, 瓜蔞仁, 貝母를 가한다.

2) 성시聲嘶에는 석창포, 오미자를 가한다

3) 매핵기梅核氣

가미사칠탕加味四七湯 ┃ 市中方
- 구성: 半夏・赤茯苓・山査・白朮・香附子 각 1돈반, 厚朴・蘇葉・枳
  殼・南星・砂仁・神麯 각 1돈, 靑皮・白荳蔲 각 7푼, 檳榔・益
  智仁・甘草 각 5푼.

4) 임파선염淋巴腺炎

(ㄱ) 임파선방淋巴腺方 ┃ 市中方
- 방해: 頸部 急性淋巴腺炎.
- 구성: 金銀花・皂角刺・連翹 각 2돈, 赤芍藥・白芷・桔梗・當歸・葛
  根・防風・黃芪・牛蒡子・白茯苓・香附子 각 1돈, 枳殼・柴

胡・靑皮・天花粉・黃芩・陳皮・穿山甲 각 7푼, 貝母 5푼.

▷ 경임파종頸淋巴腫, 설암舌癌에는 탁리소독음托裏消毒飮 양격산凉膈散에 가감해서 쓴다.

(ㄴ) 필용방감길탕必用方甘桔湯│『方藥合編』, 下125
- 방해: 治風熱咽喉腫痛.
- 구성: 桔梗 2돈, 甘草・荊芥・防風・黃芩・薄荷・玄參 각 1돈.

▷ 편도선염에는 감모소풍탕感冒消風湯에 필용방감길탕必用方甘桔湯을 합방해서 쓴다.

6. 피부

1) 두드러기

(ㄱ) 소양비상방瘙痒非常方│지선영방
- 구성: 麥門冬 5돈, 生地黃・天門冬・白蒺藜 각 2돈, 白芍藥・當歸・白殭蠶・蟬蛻 각 2돈, 川芎・牛蒡子・威靈仙 각 1돈.

(ㄴ) 가감팔물탕加減八物湯│市中方
- 방해: 찬 곳에 나가면 더한 경우에 쓴다.
- 구성: 當歸・川芎・熟地黃・白朮・白茯苓 각 1돈반, 白芍藥・秦艽・白芷・羌活・防風・杜冲・牛膝・木瓜・枳實 각 1돈, 豨簽 1돈반.

(ㄷ) 소풍양제탕消風痒除湯 | 지선영방

- 방해: 蚊咬之狀.

- 구성: 生地黃 · 牧丹皮 · 當歸 각 3돈, 甘草 · 川芎 · 防風 · 荊芥 · 赤芍
藥 · 金銀花 · 連翹 · 浮萍草 각 1돈, 犀角 · 益母草(炒) · 薄荷 각
5푼.

2) 은진癮疹

(ㄱ) 가미승갈탕加味升葛湯 | 박순달방

- 구성: 金銀花 · 葛根 · 山査 각 2돈, 玄參 · 蘿葍子 각 1돈반, 升麻 · 白
芍藥 · 黃芩 · 連翹 · 陳皮 · 厚朴 · 枳實 · 竹茹 · 甘草 각 1돈, 薄
荷 3푼.

(ㄴ) 가미저귤탕加味抵橘湯 | 市中方

- 방해: 百藥不效時.

- 구성: 橘皮 · 黃芪 각 2돈, 人蔘 · 白朮 · 白茯苓 각 1돈반, 當歸 · 葛
根 · 荊芥 · 防風 각 1돈, 升麻 · 木香 · 砂仁 · 黃栢 · 紅花 · 甘草
각 5푼.

(ㄷ) 청기산淸肌散 | 『方藥合編』, 中149

- 방해: 或赤 或白 瘙痒.

- 구성: 荊芥, 防風, 人蔘, 柴胡, 前胡, 羌活, 獨活, 枳殼, 桔梗, 川芎, 赤茯
苓, 甘草, 天麻, 薄荷, 蟬蛻 각 1돈.

  ▷ 은진이 풍風으로 인한 때에 쓰는 처방이다.

3) 습진濕疹

방풍통성산防風通聖散 | 경험방, 서영방
- 구성: 滑石 120g, 甘草 90g, 石膏·黃芩·桔梗 각 60g, 川芎·當歸·
   赤芍藥·大黃·薄荷 각 50g, 連翹·荊芥·白朮·梔子 각 80g,
   白茯苓·金銀花 각 140g.
- *참고: 방풍통성산은 육일산六一散(滑石, 甘草)이 기본방이다.

7. 복

배에 손을 갖다 대었을 때 차면 한증이고 따뜻하면 정상이고 더우면
화·열이다. 거안拒按은 실實이고 희안喜按은 허虛다. 오장을 볼 때는
배꼽을 중심으로 상上은 심, 좌左는 간, 우右는 폐, 하下는 신을 본다.
동계動悸가 있으면 오장에 이상이 생긴 것으로 이해한다. 복부의 긴장
은 작약감초탕芍藥甘草湯으로 해소하고 심하心下 부의 비痞·결結·경
硬은 상태에 따라 변증한다. 복부의 팽팽함은 창만이고 통증이 있고 소
리가 있으면 장염이고, 복통이 있고 거안拒按하고 복만하면 변비로 인
한 것이다.

*참고: 양방 복진도 병행하면 도움이 된다.

1) 복근긴장

작약감초탕芍藥甘草湯 | 『方藥合編』, 上86
- 방해: 甘者己也 酸者甲也 甲己化土 此仲景妙法也 酸以收之 甘以緩之.

• 구성: 白芍藥 4돈, 炙甘草 2돈.

2) 딸국질

정향시체산丁香柿蒂散 | 『方藥合編』, 上54
• 방해: 治大病後 胃中虛寒 咳逆.
• 구성: 丁香·柿蒂·人蔘, 白茯苓·橘皮·良薑·半夏 각 1돈, 甘草 5푼,
  薑七.

3) 복냉

상복부上腹部: 乾薑, 良薑

하복부下腹部: 桂枝茯苓丸, 桂枝, 小茴香, 吳茱萸

인삼양위탕人蔘養胃湯 | 『方藥合編』, 中16
• 방해: 治傷寒陰症 及外感風寒內傷生冷 憎寒壯熱 頭疼身痛.
• 구성: 蒼朮 1돈반, 陳皮·厚朴·半夏 각 1돈2푼반, 赤茯苓·藿香 각
  1돈, 人蔘·草果·炙甘草 각 5푼, 薑三棗二, 梅一個.

4) 복열

실증이므로 내상 외감을 감별하여 쓴다.

Ⅱ. 내경內景

1. 소화 상태

급성과 만성을 구분하여야 한다. 만성은 형신이 허한 것이므로 보약을 쓴다. 변증은 가미에 활용된다. 트림은 정상기능을 회복하기 위한 자기 스스로의 반응이다. 기체로 식울하면 트림을 하게 된다. 가스가 차서 창만하면 트림한다. 칠정기울七情氣鬱이 오래되면 억지로 트림하려 한다. 이것은 습관이다. 복명腹鳴은 기울로 수습이 불행한 까닭이다. 변이 연하면 후박·대복피로 행기하고, 변이 딱딱하면 후박·목향·지각으로 행기한다. 복만은 허실에 모두 나타나므로 변증하여 대처한다. 허증은 복만이 식후도포食後倒飽한다. 대장의 만성적인 이상은 염증의 형태를 보인다. 이때는 정리탕正理湯이 기본이다. 소화 상태는 토의 기반을 보는 것이다. 토는 가색稼穡하는 바탕이다. 너무 물이 많아서도 부족해서도 안 된다. 너무 차거나 더워서도 안 된다. 물이 넘치면 습이 담이 된다. 담은 세 가지 대표적인 병증을 나타낸다. 첫째, 욕토欲吐다. 비위의 기운이 떨어지면 속이 메슥거린다. 둘째, 현훈眩暈은 비허로 인해 담이 화를 끼게 되어 생긴 것이다. 셋째, 경계·불안은 화가 심에까지 영향을 미친 것이다. 담증삼증痰證三症이 모두 있으면 중重하다. 향사육군자탕香砂六君子湯이 기본방이 되는 이유가 소화 상태와 연관되어 있다. 피로를 호소하면 인진茵蔯을 쓴다. 담증 3증이 모두 있는지, 한 두 증만 있는지에 따라 가감의 수와 양이 다르다. 트림이나 가스는 모두 인체가 기능이 떨어졌을 때 이상을 회복하기 위한 노력들이므로 산책이나 어깨긴장풀기를 통해 몸을 이완시켜 주면 좋다. 식욕항진은 소모성 질환이나 감기 오기 전의 상태로 볼 수 있다. 자음강화滋陰降火가 기본이다.

1) 소도행기消導行氣

- 행기삼약行氣三藥: 香附子, 陳皮, 蘇葉.
- 행기강력行氣强力: 烏藥.
- 소도삼약消導三藥: 山査, 神麯, 麥芽.

2) 식체

식적食積(消化不良)에는 소적정원산消積正元散을 쓴다.

소적정원산消積正元散 |『方藥合編』, 下40
- 방해: 治痰飮 氣血鬱結 食積 氣不升降. 一名 開鬱正元散.
- 구성: 白朮 1돈반. 神麯·香附子·枳實·玄胡索·海粉 각 1돈, 赤茯苓·陳皮·靑皮·砂仁·麥芽·山査·甘草 각 7푼.

3) 복만腹滿

- 본초本草: 厚朴, 蘇葉, 枳殼, 大腹皮.
- 식후도포食後倒飽: 향사육군전香砂六君煎

* 참고: 흉만에는 길경, 지각, 청피를 가한다.

4) 급성위염, 역류성 식도염

- 방제: 곽향정기산藿香正氣散.
- 비위습脾胃濕: 평위산平胃散.
- * 참고: 역류성식도염 환자의 보약으로 拱辰丹을 쓸 수 있다.

5) 구토에는 백두구, 반하(薑汁), 시호를 가한다

- 방제: 곽향정기산藿香正氣散

6) 주상酒傷에는 대금음자, 인진을 가한다

- 방제: 대금음자對金飮子

7) 위암은 정리탕正理湯에 용골, 모려를 가한다

정리탕正理湯 | 시중방, 윤길영방
- 구성: 蒼朮 1돈반, 蘇葉·香附子·枳實 1돈, 厚朴·陳皮·半夏·白茯苓 각 7푼, 甘草 5푼, 當歸·桃仁·紅花·赤芍藥·玄胡索·連翹 각 2돈, 牡蠣 1량, 山查·神麯 6푼.

8) 현훈眩暈

현훈은 허虛한 병이다. 비위의 양陽이 허한 것과 혈血이 허한 것 담음痰飮으로 인한 것이 있다.

◎ 대표처방: 건비이사탕健脾二四湯 |『晴崙醫鑑』
- 방해: 氣血俱虛 生痰作眩 頭重不爽 心志不寧.
- 구성: 白朮 1돈반, 人蔘·橘皮·半夏·白茯苓·生乾芐·當歸·川芎·白芍藥·麥門冬·天麻·防風·荊芥 각 1돈, 遠志·甘草 각 5푼, 薄荷 3푼, 薑三棗二.
- 가감: (ㄱ) 有火眩暈 換 沙蔘 加 黃芩 川黃連 각 5푼.
  - (ㄴ) 氣鬱 加 香附子 1돈반 木香 5푼.
  - (ㄷ) 胸煩 加 柴胡 桔梗 竹茹 각 7푼.
  - (ㄹ) 食鬱 加 山査 神麯 麥芽 枳實 각 7푼.
  - (ㅁ) 耳鳴 加 枸杞子 1돈반 甘菊 5푼 換 熟芐 2~3돈.
  - (ㅂ) 不眠 加 酸棗仁 白茯神 각 1돈반.
  - ▶ 내용은 방해가 잘 표현하고 있는데, 건비탕健脾湯에 이진탕二陳湯과 사물탕四物湯을 합한 처방이다. 즉, 환자가 기혈이 모두 허해서 위기胃氣가 허약해지면 속(脾胃)에서 담이 생기는데 이것이 상부로 올라가면 가슴이 번거롭고 머리가 무겁고 맑지 않으니 성격이 예민해진다. 현대인의 정신적 스트레스로 인한 현훈에 알맞다.

◎ 기본방

(a) 반하백출천마탕半夏白朮天麻湯 | 李東垣方(元)

- 방해: (ㄱ) 祛痰濕 和積滯 治痰厥頭痛 目眩.[13]

    (ㄴ) 治脾胃虛弱 痰厥頭痛 其證頭苦痛如裂 身重如山 四肢厥冷 嘔吐眩暈 目不敢開 如在風雲中.[14]

- 구성: (ㄱ) 半夏・麥芽 각 1돈반, 神麯・白朮 각 1돈, 蒼朮・澤瀉・白茯苓・人蔘・陳皮・天麻・黃芪 각 5푼, 乾薑 3푼, 黃柏 2푼반[15]

    (ㄴ) 半夏・麥芽(炒)・陳皮 각 1돈반, 白朮・神麯(炒) 각 1돈, 蒼朮・人蔘・黃芪・天麻・澤瀉・白茯苓 각 5푼, 乾薑 3푼, 黃柏(酒洗) 2푼반, 生薑 5.[16]

▷ 본 처방은 현훈(담훈)과 두통(담두통)의 대표적인 처방이다. 비허생담脾虛生痰에서 비허는 비양허脾陽虛이므로 인삼, 백출이 있는 사군자탕에 담을 배설하는 약물을 사용하였다. 현훈의 처방에는 꼭 천마天麻가 들어가야 어지러움을 멈출 수 있다. 황백은 위쪽의 화를 거祛할 때는 주세酒洗하고 아래쪽의 화를 거할 때는 염수초鹽水炒한다.

(b) 이진탕二陳湯 | 『和劑局方』

- 방해: 化痰燥濕 治一切痰飮爲病 咳嗽脹滿 惡心嘔吐 頭眩 心悸 或中脘不快 或生冷飮酒過度 脾胃不和 或發寒熱 或流走作痛.

- 구성: 半夏 2돈, 橘皮・赤茯苓 각 1돈, 炙甘草 5푼, 薑三.

---

13) 『東垣十種醫書』.
14) 『東醫寶鑑』.
15) 『東垣十種醫書』.
16) 『東醫寶鑑』.

▶ 거담제祛痰劑의 대표처방이다. 건조하고 바람이 많은 지역의 사람들은 식생활에서 고량후미膏粱厚味(돼지고기 등의 지방이 많거나 기름에 볶고 지진 것)를 많이 섭취하여 폐의 질환을 방지하는데. 이것이 쌓이면 인체의 수습水濕이 혼탁해진다. 이를 '담'이라 한다. 당연히 맵고 건조한 반하로 말려야 한다.[17]

(c) **사물탕四物湯**[18]

- 방해: (ㄱ) 補血 治一切失血體弱 或血虛發熱 肝邪升旺 或癰疽潰後 哺熱作渴 婦人月經不調 臍腹疼痛 腰中疼痛 或崩中漏下 或胎前腹痛下血 産後血塊不散 惡露 凡屬於血液虧少之病 皆可治.[19]

  (ㄴ) 通治血病.[20]

- 구성: (ㄱ) 熟地黃・當歸 각 3돈, 白芍藥 2돈, 川芎 1돈반.[21]

  (ㄴ) 熟地黃, 白芍藥, 川芎, 當歸 각 1돈2푼반.[22]

- 가감[23]: (ㄱ) 脚痛血熱 加 知栢牛膝.

  (ㄴ) 虛痒 加 黃芩 浮萍草末.

  (ㄷ) 春倍川芎 夏倍芍藥 秋倍地黃 冬倍當歸.

  (ㄹ) 春加防風 夏加黃芩 秋加天門冬 冬加桂枝.

  (ㅁ) 血虛經水不調 加 香附子 益母草 吳茱萸 肉桂 人蔘之類.

---

17) 살이 찌고 나른해진 사람은 반하로 말리면 정신이 번쩍 들 것이다. 생냉한 음주의 경우는 마른 생강(건강)을 안주로 먹거나 평소에 씹어 먹으면 속이 따뜻해져서 정신이 맑아진다.
18) 보혈약 설명서 참조 바람.
19) 『和劑局方』.
20) 『方藥合編』, 上68.
21) 『和劑局方』.
22) 『方藥合編』.
23) 『方藥合編』.

▶ 사물탕은 혈허증血虛證에 쓰는 대표적인 처방이다.

2. 대변 상태

대변은 1일 1회, 가래떡 모양, 황색이 정상이다. 설사는 변을 1일 2회 이상 보거나 모양이 흩어진 것이고, 변비는 2일 이상에 한 번 보거나 변이 딱딱하게 굳은 것을 말한다.

1) 설사는 조습, 이뇨, 지사의 법을 쓴다

· 조습燥濕에는 창출蒼朮, 백출白朮을 쓴다.
· 이뇨利尿에는 대복피大腹皮, 택사澤瀉를 쓴다.
· 지사止瀉에는 가자訶子, 육두구肉荳蔲를 쓴다.

(ㄱ) 전씨백출산錢氏白朮散 | 시중방
· 방해: 만비풍慢脾風, 오랜 설사.
· 구성: 葛根 2돈, 人蔘·白朮·木香·藿香·甘草·白扁豆·肉荳蔲·
  　　　 山藥(炒)·澤瀉·蓮子肉·訶子 각 1돈.

(ㄴ) 가미여신탕加味如神湯 | 시중방
· 방해: 一切泄瀉
· 구성: 白朮·白茯苓·白芍藥(炒)·滑石 각 2돈, 豬苓·澤瀉·車前子
  　　　 각 1돈반, 黃芩·黃連·厚朴·乾薑(炒) 각 1돈, 炙甘草 5푼, 肉

荳蔲 · 訶子 각 7푼.
- 가감: 傷食 加 山查, 神麯, 麥芽 각 1돈.

(ㄷ) 실장산實腸散 | 시중방
- 방해: 虛冷性 泄瀉.
- 구성: 厚朴 1돈반, 肉荳蔲 · 訶子 · 砂仁 · 陳皮 · 蒼朮 · 赤茯苓 각 1돈,
  木香 · 甘草 각 5푼, 薑三棗二.
* 참고: 실장산實腸散(『方藥合編』, 上77)은 산약山藥(炒), 황미黃米(炒)로 이루어져
  있다.

2) 변비에는 당귀미, 목향을 가한다

통리通利에는 지실枳實을 가하고, 후중後重에는 빈랑檳榔, 목향木香
을 가하고, 변혈便血에는 아교주阿膠珠, 당귀當歸, 지유地楡를 가하고,
노인老人인 경우 백자인栢子仁, 마자인麻子仁, 호두胡豆, 호마자胡麻子를
가한다.

승기탕承氣湯
- 방해: 小承氣湯－治傷寒裏症 小熱 小實 小滿 宜緩下者, 大承氣湯－大
  熱 大實 大滿 宜急下者, 調胃承氣湯-傷寒裏症 便硬 尿赤 譫 潮.
- 구성: 小承氣湯에는 大黃 4돈과 厚朴 · 枳實 각 1돈반, 大承氣湯에는
  大黃 4돈과 厚朴 · 枳實 · 芒硝 각 2돈, 調胃承氣湯에는 大黃 4
  돈과 芒硝 2돈과 甘草 1돈.

3) 대변 모양과 색

대변의 모양과 색이 염소똥 같이 생긴 경우는 소음인일 가능성이 있고, 이때는 보중補中・보토補土하는 방법을 기본으로 한다. 대변색이 흰색인 경우는 평소 밥보다 과자를 많이 먹는 어린이거나 담즙분비에 이상 있을 때이다. 검은색과 냄새는 과로로 본다.

4) 치출혈痔出血은 당귀, 아교주, 지유를 가한다

치루축어탕痔漏逐瘀湯 | 박순달방
- 구성: 葛根 3돈, 蒼朮・枳殼 각 1돈반, 半夏・赤茯苓・生地黃・大黃 각 1돈, 杏仁・川芎・赤芍藥・木通・蓬朮・五靈脂・阿膠珠・黃芩・秦艽・甘草 각 7푼, 薑五梅二.

5) 탈항脫肛은 보중익기탕補中益氣湯을 기본방으로 한다

6) 소음인의 변비에는 하수오, 목향을 가한다

7) 만성 맹장염(충수돌기염)

가미정리탕加味正理湯(윤길영方)에 대황大黃을 가한다.

3. 소변 상태

2~3시간에 한 번 시원하게 보는 것이 정상이다. 신병腎病은 오령산 五苓散을, 방광병膀胱病은 팔정산八正散을 기본방으로 한다.

1) 빈뇨

요의빈삭尿意頻數은 신경성질환이다. 몸이 차거나 물을 많이 마셔도 생긴다. 빈뇨에는 익지인, 백복령을 가한다.

귀비탕歸脾湯, 축천환縮泉丸을 기본방으로 한다.

2) 야뇨, 요실금에는 축천환縮泉丸(益智仁, 烏藥), 상표초桑螵蛸를 가한다

가미귀비탕加味歸脾湯
- 방해: 小兒夜尿.
- 구성: 熟地黄·山藥·山茱萸·肉蓯蓉 각 1돈반, 人蔘·黄芪·白朮·酸棗仁·遠志 각 1돈, 白茯神·牧丹皮·龍眼肉·當歸 각 7푼, 炙甘草·木香·薏苡仁·石菖蒲 각 5푼, 益智仁 1돈.

3) 임력淋瀝, 전립선비대

- 방제: 비해분청음萆薢分淸飮, 오령산五苓散

4) 뇨황색

- 방제: 육일산六一散, 활석滑石, 황금黃芩, 금은화金銀花

5) 단백뇨

- 방제: 신기환腎氣丸(잘 듣는다. 6개월간 복용하면 단백뇨 수치가 떨어진다).
- 가감: 鹿茸.
- 방해: 일체 蛋白尿에 쓴다.

6) 혈뇨에는 인진, 아교주, 녹각교를 가한다

4. 수면 상태

귀비탕歸脾湯, 온담탕溫膽湯, 소요산逍遙散, 태음인청심탕太陰人淸心
湯, 산조인酸棗仁을 염두에 둔다. 정신과의 치료 지침을 따른다.

*참고: 건망健忘, 정충怔忡에는 원지遠志, 석창포石菖蒲를 가한다.

5. 월경 상태

혈이 허한가, 화火가 있는가, 어혈이 있는가, 냉한가, 덩어리(종양 등)
가 있는가에 따른다. 익모초益母草는 기본이고, 택란澤蘭은 월경을 통하게 할 때 쓰고, 덩어리에는 삼릉三稜・봉출蓬朮로 파적破積하고, 혈괴血塊는 도인桃仁으로, 출혈과다는 아교주阿膠珠・지유地楡・애엽艾葉으로 지止한다. 월경을 2개월 이상 하지 않을 때는 도인桃仁・홍화紅花를 쓰고, 불임不姙에는 목단피牧丹皮를 가한다.

1) 월경부조

조경탕調經湯 │ 시중방, 박순달방
- 구성: 熟地黃・香附子 각 2돈, 當歸・牛膝 각 1돈반, 烏藥・玄胡索・澤蘭・山査・赤茯苓・陳皮 각 1돈, 半夏・白朮・白芍藥・牧丹皮・蘇木 각 7푼, 紅花・桃仁・肉桂・木香・甘草 각 5푼, 梔子・黃柏 각 3푼, 薑三.

2) 월경통

임경통방臨經痛方 │ 시중방, 박순달방
- 구성: 澤蘭 2돈, 木通・烏藥・當歸・香附子 각 1돈반, 牛膝・玄胡索・乾地黃・赤茯苓・山査 각 1돈, 陳皮・厚朴・枳實・木香・蘇木 각 7푼, 紅花・肉桂・甘草 각 5푼.

3) 종양

일체 적積(자궁의 물혹이나 근종 등)에는 삼릉三稜, 봉출蓬朮을 가한다.

가미귀출탕加味歸朮湯 | 시중방, 박순달방
- 구성: 金銀花 2돈, 薏苡仁・香附子・蒼朮・虎杖根・白茯苓・當歸 각 1
  돈반, 三稜・蓬朮・玄胡索・木通・牛膝・川芎・白芷・鱉甲 각
  1돈, 牧丹皮・大黃・靑皮・甘草 각 7푼, 黃栢, 龍骨 각 5푼.
- 가감: 赤芍藥・烏藥 각 1돈, 蘇木・紅花 각 5푼.

시중방
- 구성: 當歸 4돈, 白芍藥 3돈, 牧丹皮 1돈반, 川芎・白茯苓・澤瀉・桃
  仁・牛膝 각 2돈, 肉桂 1돈반, 紅花 5푼.

4) 대하帶下에는 소회향, 익모초, 오수유를 가한다

5) 성분비물 생성 저하에는 녹용, 녹각, 자하거를 가한다

6) 불임

배란이 충실히 되도록 돕는 약에는 목단피를 가한다. 배란방은 여성
기본방 (b)팔진탕을 기본방으로 쓰고 월경시작일로부터 6일째부터 7일
간 복용시킨다.

◎ 여성기본방
(a) 조경종옥탕調經種玉湯 | 『方藥合編』, 上101
- 구성: 熟地黃・香附子 각 1돈반, 當歸身・吳茱萸・川芎 각 1돈, 白芍
  藥・白茯苓・陳皮・玄胡索・牧丹皮・乾薑 각 8푼, 肉桂・艾葉
  각 5푼.

(b) 팔진탕八珍湯 | 市中方
- 구성: 熟地黃・當歸・川芎・沙參・白朮・白茯苓・山査・陳皮・香附
    子 각 1돈, 甘草・砂仁・何首烏・烏藥・益母草 각 1돈, 牧丹
    皮・木香 각 7푼, 鹿角 1돈.

◎ 남성기본방
(a) 정력 감소에 오자五子를 가한다.

(b) 오자연종환五子衍宗丸 | 市中方
- 방해: 男性不妊, 精子數 不足.
- 구성: 人蔘 80g, 枸杞子・兎絲子(酒蒸) 각 250g, 巴戟天・肉蓯蓉(酒
    炒)・覆盆子 각 150g, 鹿茸(粉骨)・白茯苓 각 120g.[24]
* 참고: 3개월 이상 복용하면 정자수의 증가가 보인다.

7) 산産

(1) 임신오조姙娠惡阻

안태금출탕安胎芩朮湯 | 박순달방
- 구성: 半夏・白朮・陳皮・黃芩・木香・香附子・烏藥・竹茹・白茯苓・
    麥門冬・砂仁 각 1돈, 白荳蔲・蘇葉 각 7푼.

---

24) 梧子大, 蜜丸으로 만든다.

(2) 임산臨産

불수산佛手散 | 市中方
- 방해: 출산예정일로부터 한 달 전에 쓴다.
- 구성: 當歸 6돈, 川芎 4돈, 益母草 3돈, 蘇葉 1돈반, 陳皮・砂仁 각 1돈, 大腹皮 2돈, 鹿茸 1돈.

달생산達生散 | 『方藥合編』, 中157
- 방해: 孕婦臨月服二十餘貼 易産 無病.
- 구성: 大腹皮(酒洗) 2돈, 炙甘草 1돈반, 當歸・白朮・白芍藥 각 1돈, 人蔘・陳皮・蘇葉・枳殼・砂仁 각 5푼, 靑蔥五葉.
- * 참고: 출산일에는 분골粉骨 2돈을 달걀노른자와 함께 먹는다.

(3) 출산

산후대보탕産後大補湯 | 박순달방
- 구성: 熟地黃・當歸・何首烏 각 1돈반, 沙參・白朮・白芍藥・香附子・白茯苓・枸杞子・山査・川芎・陳皮 각 1돈, 厚朴・藿香・枳實・砂仁・木香・甘草 각 7푼.
- 가감: 증상에 따라 杜沖, 益母草, 五靈脂, 紫河車, 澤瀉를 가할 수 있다. 관절통에는 羌活, 獨活, 桂枝, 威靈仙, 肉桂, 細辛, 五味子를 가한다.

복통방腹痛方 | 市中方
- 구성: 當歸, 白芍藥, 川芎, 肉桂, 牧丹皮, 玄胡索, 沒藥, 五靈脂, 山茱萸 각 1돈.

요통방腰痛方 | 市中方

- 구성: 當歸・澤蘭・白芍藥・熟地黃 각 1돈반, 玄胡索・紅花・香附
  子・牧丹皮・桃仁 각 1돈.

(4) 소산후小産後

보기양혈탕補氣養血湯

- 방해: 자연 또는 인공유산.
- 구성: 香附子 2돈, 當歸・川芎・白芍藥(炒)・熟地黃・沙參・白朮・山
  查・阿膠珠・良薑・靑皮 각 1돈, 黃芩・砂仁・神麯・炙甘草
  각 5푼, 地楡 7푼.
- 가감: 소음인은 하수오를 가하고 숙지황을 거去한다. 하혈부지下血
  不止에는 艾葉, 桃仁, 桂枝, 杜沖을 가한다. 살찐 사람은 黃芪,
  杜沖, 覆盆子를 가한다. 복통에는 玄胡索, 五靈脂를 가한다.

(5) 유즙분비乳汁分泌

가미생화탕加味生化湯 | 市中方

- 구성: 當歸 4돈, 川芎 2돈, 桃仁・乾薑・肉桂・玄胡索・五靈脂・蒲公
  英 각 1돈, 炙甘草 5푼, 山查・木通・王不留行・穿山甲 각 1돈
  총 4첩을 돼지족발 4미와 함께 고와서 먹는다.

8) 폐경기

가미소요산加味逍遙散에 가감加減한다.

6. 기왕력과 복용 중인 약물

1) 고혈압에는 희첨稀簽, 조구등釣鉤藤을 가한다

고혈압은 인체 내에 어딘가가 막혔을 때 이를 소통시키기 위한 자기 스스로의 반응으로 보아야 한다. 그러므로 고혈압 초기(1개월 이내)에는 보약처방에 희첨, 조구등만 가미하여 쓴다. 대부분의 경우 정상혈압으로 내려온다. 2개월 이상 지속되면 소풍탕에 활혈, 순기하는 약물을 가 감하여 혈압을 내리는 걸 목적으로 하는 처방을 쓴다.

2) 당뇨에는 맥문동을 가한다

◎ **대표처방**: 가미정천탕加味正泉湯
- 구성: 山藥 · 熟地黃 · 山茱萸 각 1돈2분, 白茯苓 1돈5푼, 肉桂 · 烏
  藥 · 益智仁 각 8푼, 牧丹皮 5푼, 澤瀉 · 兎絲子 각 1돈, 牛膝 ·
  木香 각 5푼.
- 가감: (ㄱ) 壯年인 경우 杜冲, 沙參, 麥門冬, 砂仁, 陳皮 각 1돈과 甘草
  5푼을 가한다.
  (ㄴ) 虛한 경우 白朮, 炙甘草를 가한다.
▶ 성인의 당뇨병은 인체 기기氣機에 과부하가 걸린 것이다. 당뇨
  수치가 이상 수치를 보인 지 3개월 이내이거나 오랫동안 당뇨
  약(양방의)을 복용한 환자는 보약처방에 맥문동을 가미하여 쓴
  다. 초기의 경우는 대부분 1개월 이내에 수치가 정상으로 돌아
  오고 약물투여를 중지해도 정상을 유지한다. 보약을 써도 높은

수치가 3개월 이상 지속되면 가미정천탕에 가미하여 쓴다. 약
물투여를 중지하면 수치가 다시 오른다.

◎ 기본방

(a) 당뇨탕糖尿湯

· 방해: 口渴, 多尿, 多食에 쓴다.

· 구성: 當歸 2돈, 人蔘 · 生地黃 각 1돈반, 麥門冬 · 白芍藥 · 知母 · 黃
      栢 각 1돈, 甘草 5푼, 五味子 3푼.

   ▶ 상중하소上中下消를 다스린다.

(b) 보중치당탕補中治糖湯

· 방해: 氣虛

· 구성: 黑豆 · 石膏 · 黃芪 · 天花粉 · 黃栢 · 知母 각 1돈, 枸杞子 8푼.

3) 갑상선에는 하고초를 가한다

십육미유기음十六味流氣飮 |『方藥合編』, 中140

· 방해: 治妳巖.

· 구성: 蘇葉 1돈반, 人蔘 · 黃芪 · 當歸 각 1돈, 川芎 · 官桂 · 厚朴 · 白
      芷 · 防風 · 烏藥 · 檳榔 · 白芍藥 · 枳殼 · 木香 · 甘草 각 5분, 桔
      梗 3푼(靑皮 1돈을 가할 수 있다).

· 가감: 기능항진증機能亢進證에는 필용방감길탕必用方甘桔湯을 가
      한다.

   ▶ 갑상선기능저하는 보기 · 보양약을 위주로 쓰고, 항진증은 십육

미유기음을 기본처방으로 화를 내리는 약물을 가미한다. 수술 후에는 보약처방(주로 補氣, 行氣, 行水 爲主)에 가감해서 쓴다. 수술 후 1개월 정도 지난 다음에 쓴다. 회복이 빠르고 전이를 방지한다.

4) 피로에 인진을 가한다

(1) 간염

생간건비탕生肝健脾湯 | 경희대원내처방집
- 구성: 茵蔯·澤瀉 각 1돈반, 山査·麥芽·蒼朮·白朮·豬苓·白茯苓·厚朴·陳皮 각 1돈, 蘿葍子·砂仁·神麯·靑皮·草龍膽 각 7푼, 藿香·半夏·大腹皮·三稜·蓬朮·甘草 5푼, 薑三.
- 가감: A형인 경우 金銀花 5돈을 가하고, 간경화인 경우 金銀花, 龍骨, 牡蠣, 香附子, 木通, 澤瀉 각 1돈을 가한다.

5) 심장에 이상이 있을 때(심장성 천식, 심장수술 후, 심장약 복용 중인 때)

분심기음分心氣飮 | 『方藥合編』, 中83
- 방해: 治七情痞滯 通利大小便 淸而疎快.
- 구성: 蘇葉 1돈2푼, 炙甘草 7푼, 半夏·枳殼 각 6푼, 靑皮·陳皮·木通·大腹皮·桑白皮·木香·赤茯苓·檳榔·蓬朮·麥門冬·桔梗·桂皮·香附子·藿香 각 5푼, 薑三棗二, 燈心十莖.
  - ▶ 심장병 기왕력이 있으면서 처방 쓰기가 용이하지 않을 때 방어 진료용으로 쓴다. 처방약의 약량이 5~6푼 위주이므로 약효가

가벼워 위험하지 않고 효과도 좋다.

6) 폐결핵

폐결핵이 나은 후 후유증에는 보약처방이나 팔물탕八物湯에 황기, 맥문동, 구판龜板, 소엽을 가한다.

포금탕蒲金湯
- 방해: 습성 늑막염.
- 구성: 金銀花 5돈, 蒲公英·玄參 각 3돈, 黃芪·天花粉 각 2돈, 白芥子 1돈반, 陳皮 3돈.
- * 참고: 항결핵약 복용 시에 지네(炒)를 넣은 닭백숙을 함께 복용하면 몸이 여위어지는 경향도 방어할 수 있고 보약을 복용하면 치유흔적도 적게 남는다.

7) 관절통

- 기본방

(a) 소풍활혈탕疎風活血湯 |『方藥合編』, 中5
- 방해: 治四肢百節流注刺痛 是風濕痰死血所致 其痛處 或腫 或紅.
- 구성: 當歸·川芎·威靈仙·白芷·防己·黃栢·南星·蒼朮·羌活·桂皮 각 1돈, 紅花 3푼.
- 가감: 手臂腫痛 培 桂枝 加 薏苡仁 脚痛 加 牛膝 木瓜 全蝎.

(b) 영선제통음靈仙除痛飮 |『方藥合編』, 中6
- 방해: 治肢節痛腫 屬濕兼風寒 而發濕熱 流注肢節之間.

- 구성: 麻黃·赤芍藥 각 1돈, 防風·荊芥·羌活·獨活·威靈仙·白芷·蒼朮·片芩(酒炒)·枳實·桔梗·乾葛·川芎 각 5푼, 當歸尾·升麻·甘草 각 3푼.

(1) 견비통에는 강활羌活을 가한다

가미통순탕加味通順湯 │ 市中方
- 구성: 赤芍藥, 木通, 白芷, 白茯苓, 白何首烏, 人蔘, 半夏, 川芎, 當歸, 陳皮, 枳殼, 桔梗, 桂枝, 威靈仙, 小茴香, 烏藥, 白芥子, 羌活, 甘草 각 1돈.
- 가감: 타박에 蘇木 1돈과 桃仁, 紅花 각 7푼과 乳香, 沒藥 각 5푼을 가한다.

(2) 손저림에는 세신細辛, 오미자五味子를 가한다

개결서경탕開結舒經湯
- 구성: 蘇葉, 陳皮, 香附子, 烏藥, 川芎, 蒼朮, 羌活, 南星, 半夏, 當歸, 桂枝, 甘草 각 1돈.
- 가감: 통비痛痺에는 威靈仙, 牛膝, 木瓜 각 8푼과 附子 4푼을 가한다.

오비탕五痺湯
- 방해: 手足緩弱痲痺.
- 구성: 人蔘·白茯苓·當歸·川芎·白芍藥·白朮·炙甘草 각 1돈, 細辛·五味子 각 5푼.

(3) 하지병下肢病에는 오가피, 모과, 우슬牛膝을 가한다

슬통방膝痛方 | 市中方
- 구성: 防風・荊芥・羌活・威靈仙・獨活・白芷・蒼朮・桔梗・牛膝・
  陳皮・熟地黃 각 1돈, 白芍藥・川芎・白茯苓・肉桂・木瓜・威
  靈仙・防己・香附子 각 5푼.

양허슬통방陽虛膝痛方 | 市中方
- 구성: 巴戟 1량, 白朮 5돈, 牛膝・石膏・白茯苓・萆薢 각 2돈, 附子・
  砂仁・防風 각 1돈.

소아성장통(膝痛): 팔진탕八珍湯 | 市中方
- 구성: 人蔘・白朮・白茯苓・熟地黃・川芎・當歸 각 1돈, 陳皮・砂
  仁・桂枝・羌活・葛根 각 1돈반.
- 가감: 두통에는 天麻, 細辛을 가하고, 땀이 많으면 桂枝, 黃芪, 防風
  을 가한다.

(4) 요각통腰脚痛(좌골신경통, 디스크탈출증)에는 두충杜冲, 위령선威靈
  仙, 목향木香, 현호색玄胡索, 육계肉桂를 가한다

가미빈소산加味檳蘇散 | 市中方
- 구성: 五加皮・蒼朮・牛膝・木瓜・杜冲 각 1돈반, 熟地黃・當歸・川
  芎・白芍藥 각 1돈2푼, 羌活・威靈仙・香附子・蘇葉・陳皮 각
  1돈, 乳香・甘草 각 5푼.
- 가감: 冷多者인 경우 破古紙, 乾薑, 小茴香, 桂皮 각 1돈을 가하고, 引

足强急인 경우 全蝎, 防風 각 8푼을 가하고, 소화불량인 경우 砂仁, 山查, 神麯, 木香 각 8푼을 가하고, 腰背部痛인 경우 木香, 肉桂 각 8푼과 續斷 1돈반, 玄胡索 1돈을 가한다.

빈소산檳蘇散 │『方藥合編』, 下135

- 방해: 治風濕 脚氣 腫痛 拘攣 用此疎通氣道 爲妙.
- 구성: 蒼朮 2돈, 香附子・蘇葉・陳皮・木瓜・檳榔・羌活・牛膝 각 1돈, 甘草 5푼.
- 가감: 마비痲痺에 威靈仙을 가하고, 통증이 심하면 乳香을 가한다.

백중환百中丸 │ 市中方, 백남규방

- 구성: 蒼朮・南星・白芷 각 4돈, 川烏・草烏・石斛・威靈仙・羌活・獨活・桂枝・防風・防己・當歸・白芍藥・細辛・玄胡索・烏藥・甘草 각 1돈.

(5) 류머티스성 관절염

대방풍탕大防風湯 │『方藥合編』, 上89

- 방해: 治鶴膝風 去風 順氣 活血 壯筋.
- 구성: 熟地黃 1돈반, 白朮・防風・當歸・白芍藥・杜冲・黃芪 각 1돈, 附子・川芎・牛膝・羌活・人蔘・甘草 각 5푼.

대강활탕大羌活湯 │『方藥合編』, 下6

- 방해: 治風濕相搏 肢節腫痛 不可屈伸.
- 구성: 羌活・升麻 각 1돈반, 獨活 1돈, 蒼朮・防己・威靈仙・白朮・

當歸・赤茯苓・澤瀉・甘草 각 7푼.

독활기생탕獨活寄生湯 │『方藥合編』, 上88
- 방해: 治肝腎虛弱 筋攣 骨痛 脚膝偏枯 冷痺.
- 구성: 獨活・當歸・白芍藥・桑寄生 각 7푼, 熟地黃・川芎・人蔘・白
  茯苓・牛膝・杜冲・秦艽・細辛・防風・肉桂 각 5푼, 甘草 3
  푼, 薑三.

(6) 통풍(GOUT)

통풍방痛風方 │임상40년방
- 구성: 乾地黃・白芍藥・當歸・川芎・羌活 각 1돈반, 獨活・蒼朮・牛
  膝・桂枝・防己・白茯苓・澤蘭・威靈仙・桃仁 각 1돈, 紅花・
  乳香 각 5푼.

8) 중풍후유증

강활유풍탕羌活愈風湯 │『方藥合編』, 中3
- 방해: 中腑中臟 先用本藥 後用此調理 又內外邪除盡 當服此藥 行導諸經
  療肝腎虛 調養陰陽 久則大風悉去 淸獨分 榮衛和.
- 구성: 蒼朮・石膏・生地黃 각 6푼, 羌活・防風・當歸・蔓荊子・川
  芎・細辛・黃芪・枳殼・人蔘・麻黃・白芷・甘菊・薄荷・枸杞
  子・柴胡・知母・地骨皮・獨活・杜冲・秦艽・黃芩・白芍藥・
  甘草 각 4푼, 肉桂 2푼.

만금탕萬金湯 | 『方藥合編』, 上4
- 방해: 治風 補虛 及手足風 累驗 若手指無力 不半劑而愈.
- 구성: 續斷・杜冲・防風・白茯苓・牛膝・人蔘・細辛・桂皮・當歸・甘草 各 8푼, 川芎・獨活・秦艽・熟地黃 各 4푼.

9) 타박상은 당귀수산을 기본으로 한다

당귀수산當歸鬚散 | 市中方
- 구성: 當歸尾・生地黃・澤蘭・川芎・烏藥・香附子・赤芍藥 各 1돈, 玄胡索・牧丹皮・蘇木・沒藥・桃仁・桂心・白芥子・紅花・川椒・甘草 各 5푼.
- 가감: 大便硬結에는 大黃・枳實을 가하고, 頭傷에는 荊芥・白芷・藁本을 가하고, 胸傷에는 枳殼・桔梗・白芥子를 가하고, 脇傷에는 柴胡・靑皮・川芎을 가하고, 腰傷에는 續斷・杜冲을 가하고, 腰脇傷에는 靑皮・木香를 가하고, 上肢에는 薏苡仁・桂枝를 가하고, 下肢에는 牛膝・木瓜・獨活을 가하고, 皮傷에는 羌活・威靈仙을 가하고, 尿閉에는 車前子・木通을 가한다.

7. 기호

커피는 가슴을 두근두근하게 하고 천면淺眠, 소변빈삭小便頻數을 초래한다. 녹차도 커피 부작용에 이뇨과다, 음수과도가 있다. 술은 열을 발산하므로 긴장을 이완시켜 주지만 속을 차게 하고 장부를 상하게 한다.

8. 기타 진단 관련사항

1) 설진舌診

설질舌質의 색이 청자靑紫나 자紫는 속이 찬 것, 백태는 피로, 치흔齒痕은 만성과로, 분홍은 신경이 예민한 사람, 흑색 등은 흡연, 음주 등의 과다로 속이 다 상한 것이다.

(1) 구내염

회춘량격산回春凉膈散 | 『方藥合編』, 下116
- 방해: 治三焦火盛 口舌生瘡.
- 구성: 連翹 1돈2푼, 黃芩 · 梔子 · 桔梗 · 黃連 · 薄荷 · 當歸 · 生地黃 · 枳殼 · 赤芍藥 · 甘草 각 7푼.
- *참고: 설암舌癌에 탁리소독음托裏消毒飮(『方藥合編』, 上93)과 합방하여 쓴다.

(2) 중설重舌

청대산靑黛散 | 『方藥合編』, 下118
- 방해: 治重舌 亦治咽瘡腫痛.
- 구성: 黃連 · 黃栢 각 3돈, 靑黛 · 馬牙硝 · 朱砂 각 6푼, 石雄黃 · 牛黃 · 硼砂 각 3푼, 龍腦 1푼.
- *참고: 베체트씨 병에 응용한다.

(3) 식도암

가미지패산加味芷貝散 | 『萬病回春』, 市中方
- 구성: 白芷 · 貝母 · 天花粉 · 金銀花 · 皂角刺 · 穿山甲 · 當歸尾 · 瓜蔞仁 · 甘草 각 1돈, 蒲公英 · 黃芪 · 厚朴 각 8푼.

2) 체질감별

체질을 추정하여 소음군자탕少陰君子湯, 소양지황탕少陽地黃湯, 태음인가미청심탕太陰人加味淸心湯으로 나눈다.

3) 남녀 노소를 구분한다

노인은 연령고본단延齡固本丹의 의미를 담는다.

연령고본단延齡固本丹 | 石隱補遺方, 虛勞門 一方
- 방해: 治五勞七傷 諸虛 百損 顔色衰朽 形體羸瘦 中年陽事不擧 精神短少 未至五旬 鬚髮先白 手足癱瘓 或脚膝酸疼 小腸疝氣 婦人無子 下元虛冷.
- 구성: 免絲子(酒浸焙乾) · 肉蓯蓉(酒洗) 각 4량, 天門冬 · 麥門冬 · 生地黃(酒洗) · 熟地黃(酒蒸) · 山藥 · 牛膝(酒洗) · 杜冲(薑酒炒) · 巴戟(酒浸) · 枸杞子 · 山茱萸(酒蒸) · 白茯苓 · 五味子 · 人蔘 · 木香 · 栢子仁 각 2량, 覆盆子 · 車前子 · 地骨皮 각 1량반, 川椒(去合口) · 石菖蒲 · 遠志 · 澤瀉 각 1량.

✸ 참고문헌

『管子』.

『老子』.

『說文解字』.

『荀子』.

『莊子』.

『左傳』.

『周易』.

『太極圖說』.

龔信, 『古今醫鑑』.

龔廷賢 編, 『萬病回春』.

羅天益, 『衛生寶鑑』.

李梴 編, 『醫學入門』.

孫思邈, 『千金方』.

沈金鰲, 『沈氏尊生書』.

楊士瀛, 『直指方』.

嚴用和 編, 『濟生方』.

葉桂 編, 『本草經解』.

吳謙, 『醫宗金鑑』.

吳儀洛 編, 『本草從新』.

王肯堂 編, 『證治準繩』.

＿＿＿, 『六科准繩』.

王燾, 『外臺秘要』.

汪昂, 『本草備要』.

王淸任, 『醫林改錯』.

王好古 編, 『湯液本草』.

虞博, 『醫學正傳』.

危亦林, 『得效方』.

李東垣, 『東垣十種醫書』.

_____, 『脾胃論』.

張介賓, 『景岳新方集』.

_____, 『景岳全書』.

張仲景, 『金匱要略』.

張仲景, 『傷寒論』.

錢乙, 『小兒藥證直決』.

朱肱, 『類證活人書』.

朱震亨, 『丹溪心法』.

許浚, 『東醫寶鑑』.

桓譚, 『桓譚新語』.

黃官綉 編, 『本草求眞』.

黃道淵, 『方藥合編』.

『和劑局方』.

『黃帝內經』.

강순수, 『바른 방제학』, 대성문화사, 1996.

김상섭, 『易學啓蒙: 朱熹 圖書易의 해설』, 예문서원, 1999.

김석진, 『대산주역강의』, 한길사, 2002.

廖名春・康學偉・梁韋鉉, 심경호 옮김, 『주역철학사』, 예문서원, 1994.

方立天, 이기훈・황지원 옮김, 『문제로 보는 중국철학: 우주본체의 문제』, 예문서원,
          1997.

성백효 역주, 『周易傳義』, 전통문화연구회, 2001.

王弼, 임채우 옮김, 『老子』, 예문서원, 2000.

윤길영, 『東醫臨床方劑學』, 한성사, 1985.

윤길영, 『사상체질의학론』, 명보출판사, 1986.

莊子, 안동림 역주, 『莊子』, 현암사, 2002.

趙紹琴・湖定邦・劉景源 편저, 이용범 외 3인 옮김, 『溫病縱橫』, 집문당, 2004.

朱伯崑 외, 김학권 옮김, 『주역산책』, 예문서원, 1999.

朱熹, 백은기 역주, 『周易本義』, 여강출판사, 1999.

陳鼓應, 최진석 외 옮김, 『주역, 유가의 사상인가, 도가의 사상인가』, 예문서원, 1999.

馮友蘭, 정인재 옮김,『중국철학사』, 형설출판사, 1979.

許慎 撰, 段玉裁 注,『說文解字注』, 上海: 上海古籍出版社, 1988.

H.J. Steorig, 임석진 옮김,『세계철학사』, 분도출판사, 1993.

찾아보기

방제명

찾아보기 **273**

사항

인명

원전총서

박세당의 노자 (新註道德經) 박세당 지음, 김학목 옮김, 312쪽, 13,000원
율곡 이이의 노자 (醇言) 이이 지음, 김학목 옮김, 152쪽, 8,000원
홍석주의 노자 (訂老) 홍석주 지음, 김학목 옮김, 320쪽, 14,000원
북계자의 (北溪字義) 陳淳 지음, 김충열 감수, 김영민 옮김, 295쪽, 12,000원
주자가례 (朱子家禮) 朱熹 지음, 임민혁 옮김, 496쪽, 20,000원
서경잡기 (西京雜記) 劉歆 지음, 葛洪 엮음, 김장환 옮김, 416쪽, 18,000원
고사전 (高士傳) 皇甫謐 지음, 김장환 옮김, 368쪽, 16,000원
열선전 (列仙傳) 劉向 지음, 김장환 옮김, 392쪽, 15,000원
열녀전 (列女傳) 劉向 지음, 이숙인 옮김, 447쪽, 16,000원
선가귀감 (禪家龜鑑) 청허휴정 지음, 박재양 · 배규범 옮김, 584쪽, 23,000원
공자성적도 (孔子聖蹟圖) 김기주 · 황지원 · 이기훈 역주, 254쪽, 10,000원
공자세가 · 중니제자열전 (孔子世家 · 仲尼弟子列傳) 司馬遷 지음, 김기주 · 황지원 · 이기훈 역주, 224쪽, 12,000원
천지서상지 (天地瑞祥志) 김용천 · 최현화 역주, 384쪽, 20,000원
도덕지귀 (道德指歸) 徐命膺 지음, 조민환 · 장원목 · 김경수 역주, 544쪽, 27,000원
참동고 (參同攷) 徐命膺 지음, 이봉호 역주, 384쪽, 23,000원

성리총서

범주로 보는 주자학 (朱子の哲學) 오하마 아키라 지음, 이형성 옮김, 546쪽, 17,000원
송명성리학 (宋明理學) 陳來 지음, 안재호 옮김, 590쪽, 17,000원
주희의 철학 (朱熹哲學研究) 陳來 지음, 이종란 외 옮김, 544쪽, 22,000원
양명 철학 (有無之境—王陽明哲學的精神) 陳來 지음, 전병욱 옮김, 752쪽, 30,000원
주자와 기 그리고 몸 (朱子と氣と身體) 미우라 구니오 지음, 이승연 옮김, 416쪽, 20,000원
정명도의 철학 (程明道思想研究) 張德麟 지음, 박상리 · 이경남 · 정성희 옮김, 272쪽, 15,000원
주희의 자연철학 김영식 지음, 576쪽, 29,000원
송명유학사상사 (宋明時代儒學思想の研究) 구스모토 마사쓰구 (楠本正繼) 지음, 김병화 · 이혜경 옮김, 602쪽, 30,000원
북송도학사 (道學の形成) 쓰치다 겐지로 (土田健次郎) 지음, 성현창 옮김, 640쪽, 3,2000원
성리학의 개념들 (理學範疇系統) 蒙培元 지음, 홍원식 · 황지원 · 이기훈 · 이상호 옮김, 880쪽, 45,000원

불교(카르마)총서

학파로 보는 인도 사상 S. C. Chatterjee · D. M. Datta 지음, 김형준 옮김, 424쪽, 13,000원
불교와 유교 — 성리학, 유교의 옷을 입은 불교 아라키 겐고 지음, 심경호 옮김, 526쪽, 18,000원
유식무경, 유식 불교에서의 인식과 존재 한자경 지음, 208쪽, 7,000원
박성배 교수의 불교철학강의: 깨침과 깨달음 박성배 지음, 윤원철 옮김, 313쪽, 9,800원
불교 철학의 전개, 인도에서 한국까지 한자경 지음, 252쪽, 9,000원
인물로 보는 한국의 불교사상 한국불교원전연구회 지음, 388쪽, 20,000원
한국 비구니의 수행과 삶 전국비구니회 엮음, 400쪽, 18,000원
은정희 교수의 대승기신론 강의 은정희 지음, 184쪽, 10,000원
비구니와 한국 문학 이향순 지음, 320쪽, 16,000원
불교철학과 현대윤리의 만남 한자경 지음, 304쪽, 18,000원
현대예술 속의 불교 동국대학교 불교문화연구원 엮음, 296쪽, 18,000원
유식삼심송과 유식불교 김명우 지음, 280쪽, 17,000원
한국 비구니의 수행과 삶2 전국비구니회 엮음, 368쪽, 18,000원

노장총서

유학자들이 보는 노장 철학 조민환 지음, 407쪽, 12,000원
노자에서 데리다까지 — 도가 철학과 서양 철학의 만남 한국도가철학회 엮음, 440쪽, 15,000원
不二 사상으로 읽는 노자 — 서양철학자의 노자 읽기 이찬훈 지음, 304쪽, 12,000원
김항배 교수의 노자철학 이해 김항배 지음, 280쪽, 15,000원

역학총서

주역철학사 (周易研究史) 廖名春 · 康學偉 · 梁韋弦 지음, 심경호 옮김, 944쪽, 30,000원
주역, 유가의 사상인가 도가의 사상인가 (易傳與道家思想) 陳鼓應 지음, 최진석 · 김갑수 · 이석명 옮김, 366쪽, 10,000원
송재국 교수의 주역 풀이 송재국 지음, 380쪽, 10,000원

인물사상총서

한주 이진상의 생애와 사상 홍원식 지음, 288쪽, 15,000원

일본사상총서

일본 신도사(神道史) 무라오카 츠네츠구 지음, 박규태 옮김, 312쪽, 10,000원
도쿠가와 시대의 철학사상(德川思想小史) 미나모토 료엔 지음, 박규태・이용수 옮김, 260쪽, 8,500원
일본인은 왜 종교가 없다고 말하는가(日本人はなぜ 無宗教のか) 아마 도시마로 지음, 정형 옮김, 208쪽, 6,500원
일본사상이야기40(日本がわかる思想入門) 나가오 다케시 지음, 박규태 옮김, 312쪽, 9,500원
사상으로 보는 일본문화사(日本文化の歷史) 비토 마사히데 지음, 엄석인 옮김, 252쪽, 10,000원
일본도덕사상사(日本道德思想史) 이에나가 사부로 지음, 세키네 히데유키・윤종갑 옮김, 328쪽, 13,000원
천황의 나라 일본 ─ 일본의 역사와 천황제(天皇制と民衆) 고토 야스시 지음, 이남희 옮김, 312쪽, 13,000원
주자학과 근세일본사회(近世日本社會と宋學) 와타나베 히로시 지음, 박홍규 옮김, 304쪽, 16,000원

예술철학총서

중국철학과 예술정신 조민환 지음, 464쪽, 17,000원
풍류정신으로 보는 중국문학사 최병규 지음, 400쪽, 15,000원
율려와 동양사상 김병훈 지음, 272쪽, 15,000원
한국 고대 음악사상 한흥섭 지음, 392쪽, 20,000원

동양문화산책

공자와 노자, 그들은 물에서 무엇을 보았는가 사라 알란 지음, 오만종 옮김, 248쪽, 8,000원
주역산책(易學漫步) 朱伯崑 외 지음, 김학권 옮김, 260쪽, 7,800원
동양을 위하여, 동양을 넘어서 홍원식 외 지음, 264쪽, 8,000원
서원, 한국사상의 숨결을 찾아서 안동대학교 안동문화연구소 지음, 344쪽, 10,000원
녹차문화 홍차문화 츠노야마 사가에 지음, 서은미 옮김, 232쪽, 7,000원
류쩌우푸의 얼굴 찌푸리게 하는 25가지 인간유형 류쩌우푸(劉再復) 지음, 이기면・문성자 옮김, 320쪽, 10,000원
안동 금계마을 ─ 천년불패의 땅 안동대학교 안동문화연구소 지음, 272쪽, 8,500원
안동 풍수 기행, 와혈의 땅과 인물 이완규 지음, 256쪽, 7,500원
안동 풍수 기행, 돌혈의 땅과 인물 이완규 지음, 328쪽, 9,500원
영양 주실마을 안동대학교 안동문화연구소 지음, 332쪽, 9,800원
예천 금당실・맛질 마을 ─ 정감록이 꼽은 길지 안동대학교 안동문화연구소 지음, 284쪽, 10,000원
터를 안고 仁을 펴다 ─ 퇴계가 굽어보는 하계마을 안동대학교 안동문화연구소 지음, 360쪽, 13,000원
안동 가일 마을 ─ 풍산들가에 의연히 서다 안동대학교 안동문화연구소 지음, 344쪽, 13,000원
중국 속에 일떠서는 한민족 ─ 한겨레신문 차한필 기자의 중국 동포사회 리포트 차한필 지음, 336쪽, 15,000원
신간도견문록 박진관 글・사진, 504쪽, 20,000원
안동 무실 마을 ─ 문헌의 향기로 남다 안동대학교 안동문화연구소 지음, 464쪽, 18,000원
선양과 세습 사라 알란 지음, 오만종 옮김, 318쪽, 17,000원
문경 산북의 마을들 ─ 서중리, 대상리, 대하리, 김룡리 안동대학교 안동문화연구소 지음, 376쪽, 18,000원
안동 원촌마을 ─ 선비들의 이상향 안동대학교 안동문화연구소 지음, 288쪽, 16,000원

민연총서 ─ 한국사상

자료와 해설 한국의 철학사상 고려대 민족문화연구원 한국사상연구소 편, 880쪽, 34,000원
여헌 장현광의 학문 세계, 우주와 인간 고려대 민족문화연구원 한국사상연구소 편, 424쪽, 20,000원
퇴옹 성철의 깨달음과 수행 ─ 성철의 선사상과 불교사적 위치 조성택 편, 432쪽, 23,000원
여헌 장현광의 학문 세계 2 자연과 인간 고려대 민족문화연구원 한국사상연구소 편, 432쪽, 25,000원
여헌 장현광의 학문 세계 3 태극론의 전개 고려대 민족문화연구원 한국사상연구소 편, 400쪽, 24,000원
역주와 해설 성학십도 고려대 민족문화연구원 한국사상연구소 편, 328쪽, 20,000원

예문동양사상연구원총서

한국의 사상가 10人─원효 예문동양사상연구원/고영섭 편저, 572쪽, 23,000원
한국의 사상가 10人─의천 예문동양사상연구원/이병욱 편저, 464쪽, 20,000원
한국의 사상가 10人─지눌 예문동양사상연구원/이덕진 편저, 644쪽, 26,000원
한국의 사상가 10人─퇴계 이황 예문동양사상연구원/윤사순 편저, 464쪽, 20,000원
한국의 사상가 10人─남명 조식 예문동양사상연구원/오이환 편저, 576쪽, 23,000원
한국의 사상가 10人─율곡 이이 예문동양사상연구원/황의동 편저, 600쪽, 25,000원
한국의 사상가 10人─하곡 정제두 예문동양사상연구원/김교빈 편저, 432쪽, 22,000원
한국의 사상가 10人─다산 정약용 예문동양사상연구원/박홍식 편저, 572쪽, 29,000원
한국의 사상가 10人─혜강 최한기 예문동양사상연구원/김용헌 편저, 520쪽, 26,000원
한국의 사상가 10人─수운 최제우 예문동양사상연구원/오문환 편저, 464쪽, 23,000원